Frauenleiden verstehen & heilen

Blasenentzündung, Scheidenpilz, Migräne, Menstruationsbeschwerden und PMS

© 2013, Madame Missou

2. Auflage, Dezember 2013

ISBN-13: 978-1493738847

ISBN-10: 1-4937-3884-4

Madame Missou wird vertreten durch die
Maracuja GmbH, Laerheider Weg 13
47669 Wachtendonk
info@madamemissou.de
www.madamemissou.de

Inhalt

1. Blasenentzündung & Scheidenpilz

1.1. Einleitung

Jucken, Brennen, Pilz, Infektion – diese Vokabeln verbreiten bei vielen Frauen Schrecken und Scham. Jede zweite Frau weiß um das Leiden einer Blasenentzündung und sogar drei Viertel kennen die unangenehmen Folgen einer Pilzinfektion. Deshalb ist es eindeutig: Scham ist bei „typischen Frauenleiden" nicht angebracht. Wie Männer mit ihrem Bierbauch, ihrer Glatze oder Prostataproblemen zu kämpfen haben, hat auch unser Körper seine (wenigen) Schwachstellen. Der wichtigste Schritt im Umgang damit ist, sie zu akzeptieren und als Teil des Frau-seins zu begreifen.

Doch damit sind die Beschwerden von Blasenentzündung und Pilz nicht gelindert: Betroffene wissen, dass Blasenentzündungen häufig wiederkehren oder sogar chronisch werden können. Resultierende Therapien mit Antibiotika ebnen den Weg für den zweiten Gefährten: Den Scheidenpilz. Oft entsteht so ein Teufelskreis aus Beschwerden, Medikation, Beschwerden, psychischem Stress und weiteren Erkrankungen. Dabei stehen beide Erkrankungen in enger Verbindung zur „schönsten Nebensache der Welt": Der Sexualität. Wenn das Liebesleben nicht mehr sorgenfrei genossen werden kann, weil vor der nächsten Blasenentzündung oder dem Scheidenpilz graut, führen die Frauenleiden zu einem immensen Leidensdruck für die Patientinnen. Viele Ärzte reagieren auf die Erkrankungen mit dem Verschreiben weiterer Antibiotika, was auf Dauer mehr schadet als nützt.

Deshalb versucht dieses Kapitel von Madame Missou Ihnen zu helfen, die Mechanismen des weiblichen Körpers zu verstehen und die eigenen Risikofaktoren zu erkennen. Am Ende sind sie sensibilisiert für die persönlichen Krankheitsursachen und kennen zahlreiche Methoden, die Erkrankungen sanft und dauerhaft zu bekämpfen und vor allem zu verhindern. Damit vereint dieser Ratgeber medizinische und anatomische Fakten mit den Erfahrungen von Betroffenen und den Ratschlägen von Freundinnen, Müttern und Gynäkologen. Sagen Sie Blasenentzündung und Scheidenpilz den Kampf an!

Bitte sehen Sie die Informationen in den folgenden Kapiteln jedoch nicht als Ersatz für einen Besuch beim Frauenarzt oder Hausarzt an. Im Zweifel sitzt dort der Fachmann, der eine ernsthafte Erkrankung diagnostizieren kann.

Viel Spaß beim Lesen und viele hilfreiche Informationen wünscht Ihnen,

Ihre Madame Missou

PS: Unter allen Madame-Missou-Newsletter-Abonnenten verlose ich monatlich einen **50€ Amazon-Gutschein** sowie kostenlose eBooks von mir und noch so Einiges mehr. Wer an sein Glück glaubt, kann sich gerne hier kostenlos anmelden: http://www.MadameMissou.de/newsletter/

PPS: Mehr zum Buch (Leseproben, Rezensionen…) finden Sie auch auf meiner Website: http://www.madamemissou.de/

1.2 Die Blasenentzündung

1.2.1 Entstehung und Symptome

Jede zweite Frau kennt die lästigen Beschwerden einer Blasenentzündung, die auch unter den Begriffen Zystitis, Blaseninfekt oder Harnweginfektion bekannt ist: Gerade nach einer ausgiebigen Liebesnacht mit dem Partner machen sich am nächsten Morgen häufig die unangenehmen Symptome bemerkbar. Es beginnt mit einem unangenehmen Gefühl im Intimbereich, der sich bald zu einem starken Harndrang entwickelt und mit Schmerzen beim Wasserlassen verbunden ist. Mehrmals pro Stunde zwingt die Blasenentzündung die Betroffenen auf die Toilette, wo nur einige Tropfen mit einem starken brennenden Gefühl gelassen werden können. Sowohl im Beruf wie auch im privaten Alltag ist die Blasenentzündung daher ein ungeliebter Gefährte, da Schmerzen und ständiger Harndrang Gelassenheit und Konzentration unmöglich machen. Dabei haben 15 % der Betroffenen sogar mehrmals im Jahr damit zu kämpfen. Die schlechte Nachricht: Wenn Blasenentzündungen häufiger auftreten oder sogar drohen, chronisch zu werden, genügt der – heutzutage obligatorische – Griff zu Antibiotika nicht zur dauerhaften Heilung. Die gute Nachricht von Madame Missou: Es gibt zahlreiche Mittel und Wege, Blasenentzündungen vorzubeugen und sanft zu bekämpfen – sie bedürfen lediglich etwas Geduld und Selbstbeobachtung.

Meist tritt die Entzündung wiederholt auf, wenn die erste Zystitis nicht auskuriert wurde oder die verursachenden Risikofaktoren weiterhin bestehen bleiben. Grundlage für die Entzündung der Blasenschleimhaut ist bei 80 % der

Patientinnen „Escherichia Coli". Dieser Übeltäter ist ein Bakterium, das an seinem ursprünglichem Arbeitsplatz – dem Darm – für den Stoffwechsel notwendig ist. Sobald es jedoch seinen Weg vom After zur Harnröhre findet, kann es dort aufsteigen, in die Blase gelangen und sich vermehren. Escherichia Coli ist fast immer in der Blase nachweisbar, jedoch in geringen Mengen, die für den Körper unschädlich sind. Sobald das Bakterium dagegen die Chance hat, sich zu vermehren, kommt es zu einer bakteriellen Blasenentzündung. Neben Escherichia Coli können auch Chlamydien oder Pilze eine Zystitis hervorrufen, was jedoch nur in Ausnahmen zutrifft. Im Zweifel kann der Arzt feststellen, welcher Erreger die Entzündung verursacht hat. Nachdem die Bakterien die Harnröhre hochgewandert sind, führen sie in der Blase zu Symptomen wie dem ständigen Harndrang, dem häufige Wasserlassen, der verringerten Urinmenge oder schmerzhaften Blasenkrämpfen. Frauen, die mehrmals im Jahr an Blasenentzündungen leiden, stehen daher unter einem starken Leidensdruck: Da die Erkrankung oft in Verbindung mit Geschlechtsverkehr steht, können betroffene Frauen das Liebesleben nicht mehr genießen. Wenn Antibiotika nicht mehr wirken und Blasenentzündungen fester Bestandteil Ihres Alltags werden, müssen Sie sich und Ihre Blasenentzündungen beobachten: Wann treten die Symptome auf? Wann werden die Beschwerden stärker oder besser? Was haben Sie davor gemacht? Bricht die Erkrankung immer in einer bestimmten Zyklusphase aus? Wie oft nehmen Sie Antibiotika ein? Wie ernähren Sie sich? Diese Selbstbeobachtung ist unerlässlich, um die individuellen Risikofaktoren zu erkennen, die zu den Blasenentzündungen führen. Dabei sollten Sie einen Rat von Madame Missou besonders beherzigen: Geben Sie nicht auf, sondern bleiben Sie optimistisch. Zahlreiche Frauen kennen Ihre Situation, auch wenn viele ungern offen darüber reden – und viele von ihnen haben ihre persönlichen Methoden gefunden, den „Begleiter Blasenentzündung" in den Griff zu bekommen.

1.2.2 Risikofaktoren: Warum Blasenentzündungen „typisch weiblich" sind

Sie kennen Blasenentzündungen, viele Ihrer Freundinnen ebenfalls – doch die Männerwelt scheint von diesem Thema recht unberührt zu sein. Der Grund hierfür ist das – vermeintliche – Zentrum der männlichen Macht: Der Penis. Der größte Risikofaktor, an Blasenentzündungen zu erkranken, ist nämlich die kurze Harnröhre der Frau. Sie weist lediglich eine Länge von drei Zentimetern auf, was dem Penis (deutlich) unterlegen ist. Daher haben es Bakterien bei Frauen leichter, vom Eingang der Harnröhre bis in die Blase aufzusteigen. Droht einem Mann eine Blasenentzündung, ist die Wahrscheinlichkeit um ein Vielfaches höher, dass er uriniert, bevor die Bakterien ihr Ziel erreicht haben – und er sie damit vorher ausspült. Bei Frauen benötigen die Bakterien jedoch nur 20 Minuten, um vom Eingang der Harnröhre zur Blase zu gelangen. Mit der kurzen Harnröhre geht der nächste Risikofaktor der weiblichen Anatomie einher: Der After befindet sich besonders nahe an der Harnröhre, wodurch auch dieser Weg für die Darmbakterien ein leichtes Spiel ist. Auch wenn wir es bereits als kleine Mädchen lernen, darf dieser Rat deshalb nie vergessen werden: Von „vorne nach hinten abwischen". Schnell wird in der Eile falsche Toilettenhygiene betrieben, wodurch eine Schmierinfektion und damit die Zystitis in Gang gesetzt werden. Doch Vorsicht – auch mit der Hygiene kann Frau es übertreiben: Die Intimzone sollte von parfümierten und aggressiven Duschgels unberührt bleiben, da diese die sensible Schleimhaut angreifen und den Weg für Bakterien ebnen. Vagina und After sollten daher nur mit speziellen und genügsam eingesetzten Intimlotionen oder mit klarem Wasser gewaschen werden. Scheidenspülungen sind ebenfalls ein Gegner des gesunden Scheidenmilieus und sollten bei empfindlichen Frauen nicht zum Einsatz kommen.

Auch mechanische Reize können eine Blasenentzündung begünstigen. Vielleicht erinnern Sie sich noch an die veraltete Redensart: „Wer sich auf einen kalten Stein setzt, wird mit einer Blasenentzündung belohnt". Völlig falsch ist dieser Zusammenhang nicht, jedoch ist er völlig unzureichend erläutert. Kälte an sich kann keine Blasenentzündung hervorrufen, sondern lediglich den bereits vorhandenen Bakterien die Vermehrung erleichtern. Wer für Blasenentzündungen nicht anfällig und von Darmbakterien in der Blase verschont ist, kann sich daher nach Belieben auf jeden Stein dieser Welt setzen. Ein weiterer mechanischer Reiz, der die Zystitis willkommen heißt, ist die Reibung – oder besser gesagt: Sex. Die Mehrzahl von Patientinnen leidet vor allem nach dem Geschlechtsverkehr an Blasenentzündungen, entweder am nächsten Morgen oder nur wenige Stunden danach. Gerade junge und sexuell besonders aktive Frauen kennen diese Problematik: Die liebevoll genannte „Honeymoon-Zystitis", die so gerne in den Flitterwochen auftaucht – wann man sie natürlich überhaupt nicht gebrauchen kann. Dabei ist die Verbindung von Sex und Blasenentzündung so deutlich wie jene von Alkohol und Rausch: Sex ist schließlich nur dann gut, wenn er schmutzig ist – und ohne Körperflüssigkeiten, Schweiß oder Bakterien ist das unmöglich. Am menschlichen After tummeln sich ständig Bakterien, auch wenn wir täglich Duschen. Diese Bakterien werden durch die Reibung während des Sex' geradezu in die weibliche Harnröhre „einmassiert". Was sich gerade noch so gut angefühlt hat, wird daher schnell zur Qual. Dabei ist es irrelevant, ob Sie ein Kondom benutzen oder nicht – schließlich sind es meistens die eigenen Darmbakterien, die die Symptome verursachen.

Ein weiterer typisch weiblicher Risikofaktor in Sachen Blasenentzündung ist der Hormonhaushalt. Ein Mangel an Östrogenen, den weiblichen Hormonen, führt zu einer trockenen Scheiden- und Blasenschleimhaut und schwächt damit deren Abwehrmechanismen. Doch auch der umgekehrte Fall kann eintreten, wenn das hormonelle Gleichgewicht durch einen Überschuss an Östrogenen gestört ist und die Scheidenflora damit ebenfalls aus dem Gleichgewicht gerät. Daher sind Pubertät, Schwangerschaft, aber auch die Wechseljahre Lebensphasen, in denen Blasenentzündungen gehäuft auftreten. Wenn es um die Gesundheit der Blase geht, ist auch der Flüssigkeitshaushalt ein entscheidender Faktor. Wenn Sie zu wenig trinken, werden Nieren und Blase nicht genügend durchgespült und Bakterien können sich festsetzen. Auch das Einhalten des Urins begünstigt diesen Umstand. Zusätzlich reizen Kaffee und Alkohol eine bereits geschädigte Blasenschleimhaut und machen diese angreifbar. Auch lange Vollbäder, die die Schleimhäute einweichen, oder eine Blasen- und Gebärmuttersenkung nach der Geburt begünstigen die Entstehung von Blasenentzündungen. Des Weiteren sollten Sie Spermizide als Verhütungsmittel vermeiden, da sie die Flora weiterhin angreifbar machen.

Ob weibliche Anatomie, falsche Hygienemaßnahmen, Sexualität, Hormonspiegel, Verhütung oder Trinkgewohnheiten: Die Faktoren, die die Entstehung einer Blasenentzündung begünstigen, sind vielfältig und müssen von jeder Betroffenen individuell erkannt werden. Dabei gilt jedoch eines: Mit einem intakten Immunsystem wird eine Blasenentzündung nicht zur Dauerbelastung. Ist die Scheidenflora durch ein funktionierendes Abwehrsystem geschützt, können unliebsame Bakterien nicht an ihren Innenwänden haften und sich vermehren. Jedoch kann das Scheidenmilieu durch Antibiotika-Einnahme, Stress oder andere Erkrankungen geschwächt werden. Deshalb ist in den Risikofaktoren einer Blasenentzündung auch immer ein geschwächtes Immunsystem einbegriffen. Frau muss also lernen, wie sie mit diesen Risikofaktoren umgehen kann, und dabei ihren Körper sensibel wahrnehmen. Welche Möglichkeiten und Gefahren die traditionelle Schulmedizin bietet, zeigt Madame Missou im nächsten Kapitel.

1.2.3 Bekämpfung durch Schulmedizin: Chancen und Komplikationen

Die moderne Methode, eine Erkrankung zu heilen, scheint unkompliziert zu sein: Beschwerden – Arzt – Medikation – Heilung. Schmerzmittel lindern dabei die Beschwerden, Vitamintabletten bessern das Abwehrsystem auf und Antibiotika töten alles, was Schaden anrichten kann. Doch nicht nur das: Antibiotika beenden zwar das Leben der krankheitserregenden Bakterien, aber auch das des körpereigenen Abwehrsystems. Mit jeder Antibiotikum-Einnahme wird so unter anderem auch die natürliche Abwehr der Vagina und der Blase geschwächt. So unkompliziert der Griff zu Antibiotika auch scheinen mag, bringt er auf Dauer mehr Schaden als Nutzen und darf daher nicht unbedarft eingesetzt werden.

Den Angriff mit Antibiotikum rät meistens auch der Arzt, wenn Sie ihn mit einer Blasenentzündung aufsuchen: Nach einer Urinuntersuchung kann er den Bakterienbefall feststellen und je nach Stärke der Erkrankung das passende Antibiotikum verschreiben. Folgende Faktoren sind (jeder für sich) eindeutige Gründe, den Arzt aufzusuchen:

a) Die Beschwerden halten länger als drei Tage unverändert an

b) Es tritt Blut im Urin auf

c) Sie haben erhöhte Temperatur oder Fieber

d) Es stellen sich Schmerzen oder ein Druckgefühl in der Nierengegend ein (Flanken im unteren Rückenbereich)

Bei unkomplizierten Blasenentzündungen reicht häufig eine einmalige Dosis an Antibiotikum, während Blut im Urin zu einer Einnahme von einer Woche führen kann und eine Ausbreitung der Erreger auf die Nieren eine zweiwöchige Therapie notwendig macht. Denn dies sind die größten Risiken bei einer Blasenentzündung: eine Nierenbeckenentzündung oder gar eine Blutvergiftung. Der Arzt kennt diese Risiken und reagiert dementsprechend mit großen Geschützen – den Antibiotika. Frauen, die zum ersten Mal eine Blasenentzündung haben und mit diesem Thema unvertraut sind, sollten daher in jedem Falle den Arzt aufsuchen. Da mit einer handfesten Blasenentzündung, die in die Nieren aufsteigt, nicht zu spaßen ist, ist die Einnahme von Antibiotika manchmal unvermeidlich. Tritt die Erkrankung jedoch – wie bei so vielen Patientinnen – regelmäßig auf und zahllose Versuche, sie mit Antibiotikum zu heilen, sind gescheitert, sollten Sie diese Maßnahme zumindest kritisch überdenken.

Problematisch an der regelmäßigen Einnahme von Antibiotika ist zum einen, dass sie das Immunsystem der Scheiden- und Darmflora zerstören, und zum anderen die krankheitserregenden Keime resistent werden. Nach zahllosen Therapien mit Antibiotika reagiert der Erreger also nicht mehr auf diese Bekämpfung, sondern es werden zunehmend mehr körpereigene Abwehrkräfte geschwächt. Weitere Keime haben dadurch ein umso leichteres Spiel und es beginnt ein Teufelskreis aus Antibiotika-Therapien und Blasenentzündungen. Bei vielen Patientinnen findet auch der Scheidenpilz einen festen Platz in diesem Ablauf. Deshalb rät Ihnen Madame Missou: Seien Sie kritisch gegenüber voreilig verschriebenen Breitbandantibiotika, wenn diese bisher erfolglos waren. Wiederkehrende oder chronische Blasenentzündungen lassen sich damit selten bekämpfen.

Eine Methode der Schulmedizin, Blasenentzündungen dauerhaft ein Ende zu bereiten, bietet eine Impfung: Durch eine Strovac-Impfung mit drei Einstichen und der Auffrischung nach einem Jahr kann der Körper gegen Harnweginfekte immunisiert werden. Dabei werden inaktive Keime, inklusive des Hauptverursachers Escherichia Coli, in den Oberarm oder den Po gespritzt, um den Körper vor künftigen Infektionen zu schützen. Zwar ist die Wirkung der Impfung umstritten und tritt nicht bei allen Betroffenen ein, jedoch berichten viele Patientinnen von einer anschließenden Beschwerdefreiheit. Wer häufig an Blasenentzündungen leidet, sollte diese Möglichkeit mit seinem Arzt absprechen.

1.2.4 Selbstbeobachtung und Prävention: Sanfte Heilung häufiger Infekte

Die Grundregel im Umgang mit häufigen Blasenentzündungen lautet: Den individuellen Krankheitsverlauf beobachten. Dadurch lassen sich die eigenen Risikofaktoren erkennen und Sie können lernen, mit ihnen umzugehen. Dabei ist es zentral, die Symptome möglichst frühzeitig zu erkennen, da die Erkrankung dann häufig ohne die Einnahme von Antibiotikum gebannt werden kann. Ein erstes Ziepen im Unterleib oder der häufige Harndrang, auch ohne Schmerzen, sind frühe Alarmsignale. Auch wenn sie am Abend noch keine Beschwerden hatten, sind diese am nächsten Morgen oft bemerkbar, da die Bakterien während der Nacht Zeit hatten, sich festzusetzen und zu vermehren. Die erste und wichtigste Waffe gegen eine Blasenentzündung ist deshalb das Trinken. Viele Frauen reagieren auf die Schmerzen beim Wasserlassen falsch und trinken weniger, in der Hoffnung, weniger Wasserlassen zu müssen. Diese Reaktion ist jedoch äußerst schädlich, da Blase und Nieren nicht durchgespült werden. Sobald sich die Bakterien in dem gesammelten Urin höher konzentrieren, nehmen auch die Schmerzen zu. Bei jedem Wasserlassen wird dagegen eine große Anzahl an Bakterien ausgespült – ein äußerst wünschenswerter Effekt. Zusätzlich nimmt der Schmerz kontinuierlich ab, je mehr Flüssigkeit Sie zu sich nehmen und ausscheiden. Sie können sich ihre Blase wie ein Gewässer vorstellen: Während ein stehendes Gewässer ideale Möglichkeiten für Organismen bietet, sich festzusetzen und zu vermehren, werden diese in einem Fluss weitergeschwemmt. Die regelmäßige Spülung der Blase bringt also Heilung und Schmerzlinderung. Bei akuten Beschwerden sollten Sie vier Liter täglich trinken. Tauchen die ersten

Schmerzen im frühen Stadium auf, hilft eine Flüssigkeitszufuhr von einem Liter Wasser in einer halben Stunde bereits enorm – Sie sollen also nicht „trinken", sondern „saufen". Stilles Wasser und Tee helfen dabei am meisten, da sie die Blase – im Gegensatz zu Kaffee, Alkohol oder schwarzem Tee – nicht zusätzlich reizen. Blasentees wirken zusätzlich harntreibend, sodass die ausgeschiedene Flüssigkeitsmenge erhöht wird. Dabei wirken pflanzliche Bestandteile von Birke, Hauhechel, Löwenzahn und Wacholder harntreibend, während Weide und Goldrute zusätzlich entzündungshemmend sind. Trinken Sie täglich drei Tassen des Blasentees in kleinen Schlucken. Wer die starken Schmerzen nicht mehr aushält, kann auf Schmerzmittel mit den Wirkstoffen Ibuprofen oder Paracetamol zurück greifen, die ebenfalls den Entzündungsherd angehen. Entkrampfende Mittel wie Buscopan verschaffen zusätzliche Linderung bei Blasenkrämpfen. Dann sollte aber auch schon an einen Besuch beim Arzt gedacht werden.

Die zweite Methode gegen Blasenentzündungen ist das Warmhalten. Kälte führt zu Blasenkrämpfen und macht die Blasenschleimhaut angreifbar, weshalb eine Wärmflasche an den Füßen, auf dem Unterleib oder dem Rücken die Heilung unterstützt. Doch Vorsicht: Eine Wärmequelle direkt auf dem Ausgang der Harnröhre kann das Wachstum der Bakterien zusätzlich ankurbeln, weshalb nur der umliegende Bereich gewärmt werden sollte.

Ein wertvoller Hinweis, der gerade im Zusammenhang mit Sex unverzichtbar ist, ist der Toilettengang nach dem Geschlechtsverkehr. Das Risiko, an einer Blasenentzündung zu erkranken, ist durch Geschlechtsverkehr um das 60-fache

(!) erhöht. Wenn durch den Sex Bakterien in die Harnröhre einmassiert wurden, steigen die Bakterien innerhalb von 20 Minuten in die Blase hinauf. Sie müssen deshalb konsequent nach dem Sex ihre Blase spülen, auch wenn es nur wenige Tropfen sind. So werden Bakterien ausgeschwemmt, bevor sie sich einnisten können. Viele Frauen berichten davon, dass sie diesen Toilettengang nur einmal vergessen haben und sich dann nach einigen Stunden die ersten Beschwerden bemerkbar gemacht haben – machen Sie also das „Pinkeln nach der Penetration" zu einer selbstverständlichen Gewohnheit!

Zu beherzigen ist außerdem die richtige Hygiene: Neben dem bekannten „von vorne nach hinten abwischen" können Sie sich nach dem Stuhlgang oder nach dem Sex Abduschen, um äußerliche Bakterien loszuwerden. Madame Missou rät jedoch auf den Verzicht von Duschgels im Intimbereich, da sie die Intimflora zusätzlich belasten – klares Wasser genügt völlig. Wie beschrieben, kann auch ein Ungleichgewicht des Hormonspiegels eine Blasenentzündung begünstigen: Verhüten Sie mit der Pille, befinden Sie sich in den Wechseljahren oder der Pubertät oder sind Sie schwanger, sollten Sie Ihren Hormonhaushalt durch einen Arzt untersuchen lassen, um einen möglichen Überschuss oder Mangel feststellen und angehen zu können.

Schließlich spielt auch die Ernährung eine wichtige Rolle in der Prävention der Zystitis: Verzichten Sie auf Alkohol und Kaffee, da sie die Blase reizen. Auch scharfe Speisen machen die Blase angreifbar und sollten Frauen mit einer Neigung zu Blasenentzündungen nur bedingt verzehren. Ebenso muss der Säure-Basen-Haushalt bedacht werden, da sich Bakterien vorzugsweise in einem sauren Milieu vermehren. Wenn Sie regelmäßige Probleme mit Blasenentzündungen haben, sind Gemüse und Salat das ideale Grundnahrungsmittel. Antibakterielle Nahrungsmittel wie Thymian, Oregano, Meerrettich und Kapuzinerkresse gehen bereits gegen die Bakterien vor. Statt auf Zucker sollten Sie bei Heißhunger auf Früchte zurückgreifen und Fleisch weitgehend durch Nüsse ersetzen. Außerdem werden bei der Verdauung von erhitztem Gemüse im Körper Säuren gebildet, weshalb Sie Tomaten und Co. vorzugsweise roh oder leicht erhitzt verzehren sollten. Im Kampf gegen die Blasenentzündung rät Madame Missou, sich mit einer ganz besonderen Frucht anzufreunden: Der Cranberry. Für viele Betroffene gilt sie als Wundermittel gegen die Zystitis. In Form von Muttersaft oder als rohe Frucht enthält die Cranberry Substanzen, die die Innenwand der Blase glätten, wodurch Bakterien nicht mehr anhaften können. Diesen Effekt haben gezuckerte Cranberry-Säfte aus dem Supermarkt nicht, weshalb Sie auf den dickflüssigen und natürlichen Muttersaft aus dem Bio-Laden zurückgreifen müssen. Wenn Sie täglich ein kleines Glas Muttersaft in kleinen Schlucken trinken, entlastet und unterstützt dies Ihre Blase deutlich.

Um Madame Missous Tipps zur Prävention und Bekämpfung von Blasenentzündungen zu vervollständigen, muss noch einmal wiederholt werden: Trinken Sie! Dies ist das A und O bei Problemen mit der Blase. Sobald sich jedoch ein leichtes Drücken in der Nierengegend bemerkbar macht oder Sie Fieber haben, müssen Sie zum Arzt, um die mögliche Ausbreitung des Bakterienbefalls auf die Nieren auszuschließen.

1.3 Der Scheidenpilz

1.3.1 Entstehung und Symptome

Der Scheidenpilz unterscheidet sich in seinen Symptomen zwar deutlich von der Blasenentzündung, jedoch sind Ursachen und Leidensdruck beider Erkrankungen ähnlich. Während uns die Blasenentzündung ständig auf die Toilette zwingt und mit starken Schmerzen beim Wasserlassen verbunden ist, sorgt der Scheidenpilz im Alltag und vor allem in der Sexualität für weitere Belastungen. Drei Viertel aller Frauen erkranken mindestens einmal in ihrem Leben an einem Vaginalpilz und wissen auch hier, dass der Pilz häufig keine einmalige Sache ist. Der Scheidenpilz ist eine der häufigsten Infektionen der weiblichen Geschlechtsorgane, der zum Großteil durch den Erreger Candida albicans verursacht wird. Oft zeigen sich die Symptome nach dem Sex, weshalb dieses Terrain von Betroffenen mit Schmerzen, Stress und Angst verbunden ist. Auch bei der Pilzinfektion gilt: Erkennen Sie ihre persönlichen Krankheitszusammenhänge und geben Sie nicht auf!

Interessant an dem Erreger des Scheidenpilzes ist, dass auch er in der Scheidenflora fast immer vorhanden ist – jedoch nicht zwangsläufig zu einer Infektion führt. Ähnlich wie bei der Blasenentzündung bricht die Erkrankung erst dann aus, wenn die Umstände für die Bakterien besonders angenehm sind – also bei einer geschwächten Scheidenflora. Die Symptome des Scheidenpilzes sind dabei äußerst unangenehm: Meist beginnt es mit einem merkwürdigen Gefühl an den inneren Schamlippen, das sich zu einem starken Juckreiz entwickelt und mit Rötungen, Schwellungen und Brennen verbunden ist.

Ein weißlich-krümeliger Ausfluss, weißlich-krümelige Beläge auf den Schleimhäuten und Schmerzen beim Sex sind weitere Indizien. Oft wird das Jucken so stark, dass es einen normalen Alltag unmöglich macht. Einen sicheren Befund kann jedoch nur der Abstrich beim Arzt bieten, da diese Beschwerden in seltenen Fällen auch Anzeichen für eine Allergie oder einen Östrogenmangel sein können. Wer jedoch häufiger an Pilzen oder Blasenentzündungen gelitten hat, erkennt ihre Vorzeichen meist schnell und sicher.

1.3.2 Risikofaktoren: Hormone und Immunsystem

Inwiefern sich Blasenentzündung und Scheidenpilz bedingen können, zeigen die Faktoren auf, die die Entstehung eines Scheidenpilzes ermöglichen. Wie bei der Zystitis wird auch der Pilz durch die Nähe des Afters zum Scheideneingang, der sich direkt neben der Harnröhre befindet, begünstigt: Gelangt Escherichia Coli, das Darmbakterium, in die Vagina, kann es die dortige Flora schädigen und die Abwehr schwächen. Candida Albicans selbst, der Pilzerreger, kann sich bei diesem Ungleichgewicht der Vaginalflora vermehren und führt so zu einer Infektion. Deshalb ist Geschlechtsverkehr auch hier ein Risiko, wenn sich Escherichia Coli nicht mehr nur am After befindet. Zusätzlich sorgt das Spermium des Mannes für eine Neutralisierung des Scheidenmilieus, wodurch sich die Pilzerreger besser vermehren können. Besonders beim Analverkehr und Oralverkehr ist daher Vorsicht geboten, da Pilzerreger und Darmbakterien dadurch weitergegeben werden. Benutzen Sie bei dem Wechsel von Anal- und Vaginalgeschlechtsverkehr ein anderes Kondom und waschen Sie Ihren Intimbereich gegebenenfalls nach dem Sex mit klarem Wasser ab. Gerade bei häufig wechselnden Sexualpartnern sind diese Hygienemaßnahmen besonders wichtig, da deutlich mehr Keime im Umlauf sind als bei einem einzigen Partner.

Ein primärer Risikofaktor ist zudem das Hormonsystem der Frau: Viele Patientinnen bemerken, dass ein Scheidenpilz häufig in einer bestimmten Phase des Zyklus auftritt. Wenn der Östrogenspiegel besonders hoch ist – also während des Eisprungs und damit kurz vor der Periode – kommt es zu Veränderungen in der vaginalen Schleimhaut, die die

Entstehung einer Pilzinfektion begünstigen. Außerdem bietet das vermehrte Östrogen auch mehr Zucker als Nahrung für den Pilz. Deshalb ist das Risiko eines Pilzes in der Zeit des Eisprungs, aber auch während der Schwangerschaft oder bei der Verhütung durch die Pille, besonders hoch. Wer mit einer Pille mit hohem Östrogengehalt verhütet, kann auf eine Mikropille umsteigen, die durch eine geringere Hormonkonzentration das Pilz-Risiko nicht derart erhöht.

In Verbindung mit einem Scheidenpilz spielt auch die Hygiene eine wichtige Rolle. Durch das Jucken, den Ausfluss und die Beläge auf den Schleimhäuten fühlen sich viele Frauen besonders unwohl und übertreiben ihre hygienischen Maßnahmen. In keinem Falle sollte parfümiertes Duschgel den Intimbereich berühren, da so die natürliche Flora zerstört wird. Greifen Sie stattdessen auf spezielle Waschlotionen oder klares Wasser zurück. Weitere Risikofaktoren sind eng anliegende, synthetische Stoffe, die Ernährung mit stark zuckerhaltigen Lebensmitteln, die dem Pilz Nahrung bieten, sowie eine Schmierinfektion durch falsche Toilettenhygiene oder das Teilen von Handtüchern, an denen sich Erreger befinden. Nach den Wechseljahren nimmt das Pilz-Risiko deutlich ab, da der Östrogenspiegel sinkt.

Neben dem Hormonspiegel, der Hygiene und dem Sexualleben bedarf es auch immer einer Schwäche des Immunsystems, damit sich ein Pilz ausbreiten kann. Leider ist das lokale Immunsystem der Vagina teilweise erblich bestimmt, weshalb jede Frau mehr oder weniger anfällig für einen Pilz ist. In einer gesunden Scheidenflora sorgen Milchsäurebakterien dafür, dass Erreger nicht wachsen können. Ist diese Flora geschädigt – z.B. durch die Einnahme von Antibiotikum – ist der Scheidenpilz nicht mehr weit. Madame Missou rät daher, niemals „blind", überstürzt und unüberlegt Antibiotika einzusetzen, sondern radikale Medikation gut zu überdenken. Das gesunde Scheidenmilieu kann zwar schnell gestört, aber nur mit Geduld wieder aufgebaut werden. Konsultieren Sie im Zweifel Ihren Frauenarzt!

1.3.3 Prävention und Bekämpfung: Zusammenhänge erkennen

Die Bekämpfung eines Pilzes bedarf fast immer des Einsatzes von Cremes und Vaginaltabletten mit dem Wirkstoff Clotrimazol, der als Antimykotikum die Pilzerreger abtötet. Doch auch diese Therapie macht das Scheidenmilieu angreifbar, weshalb nach einer Pilztherapie Präventionsmaßnahmen ergriffen werden müssen. Wer sich in einer Partnerschaft befindet, sollte bedenken, dass ein Scheidenpilz oft mit einem Ping-Pong-Effekt einher geht: Die Pilzerreger werden durch Sex übertragen, jedoch hat ein Mann danach meistens keine Symptome. Die Erreger befinden sich also auch auf dem männlichen Penis und werden unbemerkt wieder an die Frau zurück gegeben, die sich dann mit den Beschwerden plagen muss. Deshalb kann die antimykotische Creme auch auf dem Penis des Partners angewendet werden, um ihn mit zu behandeln. Die Kombinationstherapie aus Creme und Tabletten dauert ein bis sechs Tage und hinterlässt meist eine zwar pilzfreie, aber geschädigte Vagina.

Vorsicht ist auch für Schwangere geboten: Der Pilz kann sich während der Geburt auf das Kind übertragen, weshalb Sie ihn bereits während der Schwangerschaft – in Absprache mit dem Arzt – behandeln sollten. Da der Applikator der Vaginaltabletten in den ersten Schwangerschaftsmonaten eine Gefahr für das Ungeborene darstellt, sollten Sie ihn während der Schwangerschaft nicht benutzen bzw. nur nach Absprache mit dem Arzt. Nach der Infektion ist der weibliche Intimbereich häufig sensibel und es empfiehlt sich, für diese Zeit ein Gleitgel während des Geschlechtsverkehrs zu benutzen. Trocknen Sie sich nach dem Duschen mit einem sauberen Handtuch gut ab. Unterwäsche sollten Sie während und nach der Infektion bei 95 ° C waschen, wobei kunststoffbeschichtete Slipeinlagen der Heilung hinderlich sind, da sie das Pilzwachstum begünstigen. Wechseln Sie auch Ihre Schlafunterwäsche täglich. Tragen Sie keine nassen Bikinis oder Badeanzüge. Achten Sie auf eine zuckerfreie und ballaststoffreiche Ernährung – sie nimmt dem Pilz die Nahrungsgrundlage und ist als Nebenwirkung gut für die Figur. Auch eine Intimrasur kann die Heilung beschleunigen. Vermeiden Sie Sauna- und Schwimmbadbesuche, um Distanz vor weiteren Erregern zu halten und dem Pilz keine warme, feuchte Umgebung zu bieten, in der er sich so gerne fortpflanzt.

Der beste Rat, den Madame Missou Ihnen bei wieder kehrenden Pilzinfektionen geben kann, ist: Bauen Sie Ihre Scheidenflora auf. Eine gesunde Scheidenflora ist die halbe Miete und es bedarf ein wenig Geduld, diese zu stärken. Zum einen können sie gelegentlich einen Tampon mit Naturjogurt tränken und diesen in die Scheide einführen, wodurch sie die Flora mit Milchsäurebakterien versorgen und den Juckreiz während einer Infektion lindern. In der Apotheke erhalten Sie Milchsäurezäpfchen, durch die sie einmal wöchentlich weitere Lactobazillen über einen längeren Zeitraum in die Flora geben. Häufig ist auch ein Darmpilz Ursache für wiederkehrende Scheidenpilze, wobei sich der Darmpilz mit seinen Symptomen wie Übelkeit oder Heißhunger auf Süßes nur bedingt bemerkbar macht. Bauen Sie also zusätzlich Ihre Darmflora auf, indem sie sie durch Probiotika wieder ins Gleichgewicht bringen. Vergessen Sie dabei nicht, Ihre Ernährung möglichst zuckerarm zu gestalten. Wenn Sie Ihre persönlichen Krankheitszusammenhänge von Sex, Antibiotika, Ernährung, Hygiene und Immunsystem erkennen und an diesen Schwachstellen ansetzen, ist ihr Körper durch eine langfristige und konsequente Prävention weitestgehend vor Infektionen geschützt und kann sich erholen.

Abschließend soll betont werden, wie zentral das psychische Gleichgewicht für die Genesung des Körpers ist: Auch wenn Blasenentzündung und Scheidenpilz belasten und der ständige Wechsel der Erkrankungen oft Verzweiflung mit sich bringt, sollten Sie optimistisch bleiben. Viele Frauen kennen diese Frauenleiden und haben sie durch langfristige Prävention besiegt. Seelischer Stress schwächt das Immunsystem zusätzlich. Reden Sie daher auch mit Ihrem Partner offen über ihre aktuelle Anfälligkeit für Infektionen und gönnen Sie sich die Ruhe, den eigenen Körper wahrzunehmen und zu stärken. Gesunde Sexualität können Sie auf Bereiche außerhalb der Penetration verlagern, um nach der Genesung wieder mit Leidenschaft und Sorglosigkeit in ihr Liebesleben zu starten!

1.4 Schlusswort: Den Teufelskreis beenden

Blasenentzündung, Antibiotika, Scheidenpilz – ein Teufelskreislauf. Hier noch einmal die Tipps von Madame Missou, mit denen Sie den Kampf gegen typische Frauenleiden gewinnen können:

Bei Blasenentzündungen:

- Trinken Sie während der Erkrankung vier Liter täglich, präventiv mindestens zwei Liter
- Halten Sie den Urin nicht ein
- Gehen Sie während der ersten 20 Minuten nach dem Geschlechtsverkehr auf die Toilette
- Achten Sie auf die richtige Toilettenhygiene – übertreiben Sie es mit der Hygiene aber nicht
- Halten Sie Füße, Unterleib und Nieren warm
- Ziehen Sie die Untersuchung Ihres Hormonhaushalts in Betracht
- Reduzieren Sie den Konsum von Kaffee, Alkohol und scharfen Speisen
- Achten Sie auf eine basische Ernährung mit viel Gemüse und Obst
- Trinken Sie täglich Cranberry-Muttersaft
- Bleiben Sie optimistisch und tauschen Sie sich mit Ihrem Partner aus

Bei Scheidenpilzen:

- Setzen Sie Creme und Vaginaltabletten in Kombination ein und behandeln Sie Ihren Partner mit
- Meiden Sie Tangas und synthetische, enge Stoffe

- Wechseln Sie Ihre Unterwäsche täglich und kochen Sie sie bei 95 Grad
- Achten Sie auf eine zuckerarme Ernährung
- Meiden Sie Sauna und Schwimmbad
- Wechseln Sie von einer Pille mit hohem Östrogengehalt auf eine andere Verhütung
- Bauen Sie Ihre Scheidenflora mit Milchsäurebakterien auf
- Bauen Sie Ihre Darmflora mit Probiotika auf

Im Teufelskreis beider Krankheiten:

- Seien Sie skeptisch gegenüber wiederholten Antibiotikatherapien
- Klären Sie Ihren Arzt über Ihre Beschwerden auf
- Lassen Sie sich eingehend untersuchen und den jeweiligen Erreger gezielt feststellen
- Achten Sie auf ein intaktes Immunsystem
- Beobachten Sie die individuellen Ursachen und Krankheitsverläufe

Wer sich sensibel auf den eigenen Körper einstellt, optimistisch bleibt und langfristige Präventionsmaßnahmen ergreift, kann den Frauenleiden Blasenentzündung und Scheidenpilz ein Ende setzen.

Sie haben in diesem Kapitel hoffentlich ein paar neue und vor allem nützliche Hinweise erhalten, wie Sie sanft und nachhaltig Ihre Gesundheit unterstützen und bewahren können. Lassen Sie sich durch Ihre Frauenleiden nicht aus der Ruhe bringen – weg von unseren (rar gesäten) körperlichen Schwachstellen kennen wir doch die überwiegenden Vorteile, Frau zu sein!

2. Menstruationsbeschwerden und PMS

2.1. Einleitung

Reizbarkeit, Wutausbrüche, Kopf und Rückenschmerzen, Krämpfe, Heißhunger, Wassereinlagerungen, Depressionen und Schmerzen.

Einmal im Monat herrscht tatsächlich Ausnahmezustand bei vielen Frauen und dabei ist die vorangestellte Liste keineswegs vollständig. Nicht erst bei Einsetzen der Periodenblutung, sondern manchmal schon Tage zuvor gehen die Beschwerden los und haben die weibliche Welt fest im Griff. Dabei ist wissenschaftlich nicht vollständig geklärt, wieso einige Frauen jeden Monat tagelang durch die Hölle gehen und sich mit den unterschiedlichsten Beschwerden rumplagen und andere davon verschont bleiben. Das prämenstruelle Syndrom, kurz PMS genannt, ist beispielsweise erstaunlich wenig erforscht, wenn man bedenkt, wie viele Frauen weltweit unter diesen Beschwerden leiden und dies manchmal die ganze zweite Zyklushälfte lang. Doch auch wenn ein Großteil weitestgehend von Beschwerden vor der Menstruation verschont bleibt, so trifft es einige Frauen mit Beginn der Monatsblutung wie ein Vorschlaghammer. Viele leiden so sehr unter Schmerzen und Gefühlschaos, dass sie teilweise nicht mehr am gesellschaftlichen Leben teilnehmen können oder erhebliche Probleme damit haben. Die Arbeit leidet, das Privatleben ebenso und man fühlt sich nicht selten von seiner Umwelt komplett unverstanden.

Noch vor wenigen Jahren wurden PMS und andere Beschwerden nicht wirklich ernst genommen.

Stimmungsschwankungen und Schmerzen, vor allem Krämpfe, gehörten laut Vieler zum Frausein dazu und diese Meinung vertreten nicht wenige selbst heutzutage noch, leider zählen dazu auch immer noch Frauenärzte.

Doch gegen PMS und Beschwerden während der Regel kann man angehen und es muss niemand tagelang wie ein Häufchen Elend zu Hause hocken und von jeglichem Sozialleben abgeschnitten sein.

Egal wie stark oder schwach nämlich PMS und Menstruationsbeschwerden ausfallen: es gibt ausreichend und wirkungsvolle Hilfe aus Natur und Schulmedizin, um die Symptome zu lindern oder gar ganz aus der Welt schaffen. Selbst die Umstellung einiger Lebensgewohnheiten kann die Zeit vor und während der Periode positiv beeinflussen und dauerhaft entschärfen. Und „entschärft" werden muss sie unbedingt, denn nicht wenige Frauen sind „tickende Zeitbomben" in dieser Zeit. Stimmungsschwankungen, Heulattacken und Wutausbrüche stehen an der Tagesordnung und die Männerwelt hat ja bisweilen gar nicht so unrecht, wenn sie uns manchmal als überaus zickig in dieser Phase beschreiben. Die haben ja auch gut reden und müssen sich nicht alle 4 Wochen lang (und dies für gut 30 Jahre) mit unseren Problemen rumschlagen. Wenn dem so wäre ... nun ja, Madame Missou braucht Ihnen vermutlich nicht zu sagen, wie wehleidig einige männliche Zeitgenossen sein können. Also seien Sie stolz, dass Sie es bisher so tapfer ertragen haben, aber ziehen Sie nun einen Schlussstrich und gehen das Problem an.

Also atmen Sie jetzt einmal tief durch und versuchen Sie während des folgenden Kapitels zu entspannen und herauszufinden, wie Sie dem monatlichen Übel erfolgreich den Kampf ansagen und ab dem nächsten Zyklus hoffentlich etwas beschwerdefreier durchs Leben gehen können. Viel Erfolg und in Zukunft eine schmerz- und „zickenfreie" Zeit wünsche Ihnen!

2.2 Der weibliche Zyklus

Die erste Monatsblutung setzt etwa um das zehnte Lebensjahr ein und ist ein Einschnitt im Leben jeder Frau. Das weiß auch Madame Missou. Die meisten können sich noch genau an das erste Mal erinnern, als sie ihre Regel bekamen. Vielleicht mit Schrecken, mit Überraschung oder Stolz. Jegliche positive Aspekte, die mit der Menstruation einhergehen, verfliegen aber oftmals schnell wieder, wenn die Beschwerden einsetzen. Der ohnehin unliebsame monatliche Besuch wird zur Qual und beeinträchtigt das Leben nicht unerheblich. Wurden wir damals im Jugendalter als „Entschädigung" wenigstens noch vom Sportunterricht befreit oder sogar von der Schule aus nach Hause geschickt, so gibt es solche Ausflüchte im Erwachsenenalter nicht. Studium, Ausbildung oder Arbeit verlangen unsere volle Aufmerksamkeit und täglich anfallende Pflichten müssen ausgeführt werden. Wir quälen uns durch den Alltag und bitten inständig, es möge bald für wenige Wochen wieder vorbei sein.

Wie lange man jedoch verschont bleibt, ist von Frau zu Frau unterschiedlich. Zykluslängen von 24 bis 35 Tagen gelten als normal. Einen regelmäßigen Zyklus von stets 28 Tagen gilt als Durchschnitt, doch immer auf den Tag genau haben nur wenige ihre Periode. Schwankungen von ein bis zwei paar Tagen (plus oder minus) sind völlig normal. So ergibt es sich dann, dass manche Leidensgenossinnen mehr als einmal im Monat ihre Regel bekommen, andere hingegen aufs Jahr gerechnet mit weniger als 12 Blutungen davonkommen. Die Länge eines Zyklus sagt jedoch nichts darüber aus, ob Beschwerden auftreten oder nicht. Es kann jede treffen. Auch die Stärke der Blutung muss nicht unbedingt ein Indikator für diverse Beschwerden sein. Selbst mit einer schwachen Regelblutung kann PMS auftreten, Krämpfe oder andere nicht unerhebliche Zipperlein. Eine neunmonatige zuverlässige Pause gewährt da nur eine Schwangerschaft. Manchmal sogar etwas länger bedingt durch die Stillzeit. Doch abgesehen davon kommt die Ausstoßung der unbefruchteten Eizelle bedeutend häufiger vor im Leben einer Frau und wir müssen lernen uns damit und mit den hormonell bedingten Stimmungsschwankungen zu arrangieren. Und damit meint Madame Missou nicht, die Schmerzen und Probleme stillschweigend zu ertragen. Wir können hingegen lernen, verstärkt auf unseren Körper zu hören und ihm Gutes zu tun. Gleichzeitig ist es wichtig, Beschwerden gezielt vorzubeugen, und sie effektiv zu lindern. Damit die Abstoßung der unbefruchteten Eizelle nicht zu einem abstoßenden und schmerzvollen Prozess an sich wird. Denn die Menstruation ist etwas Natürliches und keineswegs anstößig oder ekelhaft. Sie gehört zum Frausein tatsächlich dazu, sollte jedoch nicht zur gefürchteten monatlichen Routine werden.

Ein paar Fakten:

- Die erste Regelblutung wird als Menarche, die letzte im Leben einer Frau als Menopause bezeichnet
- Im Schnitt dauert ein Zyklus 28 Tage. Aber auch Längen zwischen 24-35 Tagen gelten als normal. Schwankungen um wenige Tage treten dabei gelegentlich auf.
- Etwa eine halbe Tasse Blut verliert man während der monatlichen Periode. Also ca. 100 ml.
- Zwischen 3-7 Tage kann die Menstruationsblutung andauern.

- Nicht selten treten Schmierblutungen vor der eigentlichen Regel auf.
- Die krampfartigen Schmerzen während der Periode stammen von den Kontraktionen der Gebärmutter.

Übrigens: Eine Frau wird bereits mit ihrem Lebensvorrat an Eiern geboren. Tatsächlich ist die Anzahl als Baby im Mutterleib am größten. Bei der Geburt sind es dann noch rund 2 Millionen Eier und kontinuierlich sterben welche ab. Wie viele es schließlich bis in die Pubertät schaffen, ist unterschiedlich. Etwa 350.000 bleiben übrig, wovon im Leben einer Frau nur gut 500 tatsächlich reifen. Nämlich eines im Monat, selten auch mehr.

2.2.1 Die Rolle der Hormone - Was passiert während eines Zyklus?

Der weibliche Zyklus unterliegt diversen Hormonschwankungen und sorgt im Verlauf für körperliche und oft auch psychische Veränderungen. Nicht alle Symptome sind von Frau zu Frau gleich, doch es gibt gewisse Gemeinsamkeiten.

Man unterscheidet im Wesentlichen drei verschiedene Phasen im monatlichen Zyklus, wobei unterschiedliche Hormone in den einzelnen Phasen zum Tragen kommen und die jeweiligen Vorgänge im Körper steuern.

Menstruation und Follikelphase:

Ein neuer Zyklus beginnt mit Einsetzen der Regelblutung. Während der Menstruation wird alte Gebärmutterschleimhaut aus dem letzten Zyklus ausgestoßen, da es zu keiner Befruchtung bzw. Einnistung der Eizelle gekommen ist.

Um die Gebärmutter aber auf eine mögliche kommende Schwangerschaft vorzubereiten, wird selbstverständlich im folgenden Monat wieder Schleimhaut aufgebaut. Den Anfang im Zyklus macht dabei das Hormon GnRH (Gonadotropin-Releasing-Hormon). Es wird vom Hypothalamus ausgeschüttet und induziert die Produktion zweier anderer Hormone: FSH und LH. Diese gelangen mit dem Blut in die Eierstöcke. Dort in den Ovarien wird auch Östrogen produziert und es reift ein Follikel, Eibläschen genannt, heran, der eine neue Eizelle enthält. Tatsächlich können sogar bis zu einem Dutzend dieser Follikel in den Eierstöcken gebildet werden, wovon es in der Regel aber nur einer zur endgültigen

Reifung schafft. Genau für diesen Vorgang ist das FSH (Follikelstimulierendes Hormon) zuständig. Die Follikel selber hingegen produzieren Progesteron, welches die Reifung eines sprungbereiten Eibläschens fördert. Abgesehen von diesem, sterben alle anderen Follikel ab. Schafft es jedoch mehr als einer zur Reifung, können Zwillings- oder Mehrlingsschwangerschaften entstehen.

Während der Menstruation klagen mehr als die Hälfte aller Frauen unter Beschwerden, wie Krämpfen, Rückenschmerzen, Schwindel, Brustspannen etc.

Ovulation:

Die Ovulation kennzeichnet den Übergang von der Follikelphase in die Gelbkörperphase. Also den Wechsel von der ersten in die zweite Zyklushälfte. Dabei ist die Länge der ersten Phase durchaus in der Dauer variabel. Wohingegen der Eisprung stets 14 Tage vor Einsetzen der nächsten Regelblutung stattfindet.

Heißt also konkret: Bei einem 28-Tage-Zyklus findet die Ovulation, auch Eisprung genannt, in der Mitte des Zyklus statt, also an Tag 14. Beide Zyklushälften sind demnach gleich lang.

Ist der Zyklus hingegen 32 Tage lang, so ist die erste Phase vor der Ovulation 18 Tage lang und nach Eisprung sind es wieder 2 Wochen bis zur Blutung.

Einige Frauen können den Eisprung sogar spüren. Ein Ziehen oder Stechen begleitet gelegentlich die Ovulation und kann mehrere Stunden andauern. In der Frauenheilkunde spricht man von Mittelschmerz. Auch für den Eisprung ist selbstverständlich wieder ein Hormon zuständig, das schon zuvor genannte LH (luteinisierende Hormon).

In den kommenden drei bis vier Tagen macht sich die Eizelle nun auf den Weg durch den Eileiter, bis hin zur Gebärmutter und wartet darauf, von herbeieilenden Spermien besucht zu werden und einem Kandidaten ggf. Einlass zu gewähren. Allerdings ist die Zelle nicht die ganze Zeit über befruchtungsfähig. Die Spermien haben nur bis zu 24 Stunden nach der Ovulation Zeit für einen gelungenen Besuch. Darum lohnt es sich bei Kinderwunsch bereits einige Tage vor dem Eisprung mit dem Partner zu herzeln, damit geeignete Kandidaten dem Ei schon im Eileiter auflauern können.

Gelbkörperphase:

Bei der Ovulation wird die Eizelle also nun in den Eileiter entlassen und im Ovar bleibt die Eihülle zurück, aus der sich unter LH Einfluss der Gelbkörper entwickelt. Dieser produziert Progesteron und sorgt dafür, dass die Gebärmutterschleimhaut optimal auf eine kommende Einnistung der Eizelle vorbereitet wird. Die Schleimhaut wird jetzt besser durchblutet und sondert verstärkt Sekret ab, sodass sich eine Eizelle wunderbar einkuscheln und einnisten kann.

Bleibt diese Einnistung jedoch aus, so bildet sich der Gelbkörper allmählich zurück und es wird kein weiteres Progesteron mehr gebildet. Ohne dieses Hormon kann die hoch aufgebaute Schleimhaut jedoch nicht fortbestehen und wird unter Kontraktionen der Gebärmutter mit der nächsten Menstruation ausgeschieden.

In dieser Gelbkörperphase kommt es zu PMS Erscheinungen und Beschwerden. Diese können unmittelbar nach dem Eisprung einsetzen und dauern bis zur einsetzenden Periode an.

Kommt es hingegen zu einer erfolgreichen Einnistung in die Gebärmutterschleimhaut, so wird die Produktion von weiterem LH unterdrückt und es kommt zu keiner Follikelreifung und demnach zu keinem erneuten Eisprung mehr.

Progesteron hingegen wird zunächst vom Gelbkörper, im späteren Verlauf der Schwangerschaft dann von der Plazenta übernommen. Dieses Hormon sorgt für das erfolgreiche Fortbestehen einer Schwangerschaft und dafür, dass die Schleimhaut nicht abgestoßen wird.

2.2.2 Menstruations- und Zyklusstörungen

Den regelmäßigen Zyklus von rund 28 Tagen haben viele, aber eben nicht alle Frauen. Auch wenn Ihre Zyklen stets 32 Tage lang sind, ist dies kein Grund zur Sorge. Starke Abweichungen von Ihrem persönlichen Normalfall sollten Sie aber immer von einem Arzt abklären lassen. Dies heißt, wenn Sie normalerweise alle 32 Tage Ihre Periode bekommen, aber plötzlich lässt die Blutung erheblich auf sich warten oder bleibt gar ganz aus, gehen Sie bitte zum Arzt. Möglicherweise sind Sie schwanger, oder aber es liegt eine Erkrankung vor. Ein Besuch beim Gynäkologen ist auch angeraten, wenn Ihr Zyklus stark verkürzt auftritt und Sie beispielsweise überraschenderweise mehr als einmal im Monat Ihre Periode bekommen.

Und da Sie vermutlich schon etliche Male Ihre Regel hatten, wissen Sie ja, wie stark oder schwach diese ausfällt, wie die Blutung aussieht, ob evtl. Gewebe mit abgeht usw. Sollte die Blutungsstärke also ebenfalls von Ihrer Norm abweichen oder sich das Aussehen deutlich verändern, fragen Sie auch hier Ihren Arzt um Rat. Es gibt sogar Fälle, da kommt es zu Dauerblutungen, die eine gefährliche Blutarmut nach sich ziehen kann. Ursachen für besonders starke Blutungen oder eine verlängerte Regel können Endometriose (gutartige Wucherungen der Gebärmutterschleimhaut) oder auch Polypen und Myome sein. Auch Schilddrüsenerkrankungen sind denkbar, ebenso wie Blutgerinnungsstörungen und Probleme mit den Nieren. Wobei Endometriose oft nur durch Zufall entdeckt wird, oder weil die Patientin unter heftigen und lang anhaltenden Schmerzen und Krämpfen leidet, wenn Sie ihre Regel bekommt.

Sie sollten nun jedoch keine Panik bekommen, denn über die Jahre hinweg können Dauer und Stärke der Blutung bei einer Frau variieren und Veränderungen heißen nicht gleich, dass Sie mit einer schlimmen Diagnose rechnen müssen. Doch eine Periode von mehr als einer Woche, schwallartige Blutungen, häufiger Binden-/Tamponwechsel (ca. alle 2 Stunden oder sogar kürzere Intervalle) oder starker Gewebeabgang im Monatsfluss sind ernst zu nehmende Anzeichen und bedürfen einer Abklärung durch den Facharzt.

Ebenfalls untypisch sind Zusatzblutungen jeglicher Art. Damit sind nicht gelegentliche Schmierblutungen gemeint, die vor oder nach der eigentlichen Regel auftreten können, sondern plötzlich eintretende Blutungen außerhalb der normalen Periode. Im schlimmsten Fall können diese Extrablutungen ein Anzeichen für Gebärmutterhalskrebs oder andere Krebsarten sein.

Nehmen Sie gravierende oder verdächtige Veränderungen in Ihrem Zyklus darum immer ernst, auch wenn man schnell verleitet ist, über eine Zwischenblutung oder andere Unregelmäßigkeiten hinwegzusehen.

2.2.3 Was schreibe ich in ein Zyklustagebuch?

Wenn Sie regelmäßig über Ihren Zyklus Buch führen, gibt dies wichtige Anhaltspunkte für Ihren behandelnden Arzt und Aufschluss über Verlauf, Dauer, Eisprung, Länge und Intensität der Blutung, körperliche Beschwerden und, und, und...

Führen Sie darum mindestens 3 Monate ein Tagebuch. Es gilt jedoch: je länger Sie Notizen machen, umso besser und aussagekräftiger werden Ihre Aufzeichnungen.

Worüber und in welchem Umfang Sie ein Zyklustagebuch führen, hängt in erster Linie davon ab, was Sie herausfinden wollen. Bei Kinderwunsch möchten Sie selbstverständlich Ihre fruchtbaren Tage ermitteln, wohingegen es bei PMS sinnvoll ist, Stimmungen und Beschwerden zu notieren. Es spricht jedoch absolut nichts dagegen, auch Hinweise zu sammeln, die in erster Linie nichts mit PMS und Menstruationsbeschwerden zu tun haben. Sie oder Ihr Frauenarzt werden vielleicht einmal dankbar für anderweitige Aufzeichnungen sein. Hinzu kommt der Vorteil, dass Sie sich und Ihren Zyklus immer besser verstehen werden.

Notizen können Sie in einem Taschenkalender machen, in einem handlichen, faltbaren Zyklus-Jahresplaner, den Sie kostenlos in Apotheken und Frauenarztpraxen bekommen, auf Vordrucken aus dem Internet, im Kalender Ihres Mobiltelefons oder sogar in speziell dafür programmierten Apps.

Vorteil der Apps: Sie können Temperaturkurven erstellen, fruchtbare Tage errechnen lassen, Stimmungen und

Beschwerden notieren und vieles mehr. Auf Wunsch schickt Ihr Smartphone in regelmäßigen Abständen eine Sicherungskopie an eine E-Mail-Adresse. So gehen keine Daten verloren. Wenn Sie wollen, wird ein Protokoll samt Grafik auch an Ihren Frauenarzt gesendet, oder Sie können die entsprechenden Notizen ausdrucken und mit zum Gynäkologen nehmen.

Hier nun eine Liste mit möglichen Notizen bezüglich Ihrer Periode oder Ihrem Zyklus im Allgemeinen:

- Der **erste Tag Ihrer Regel** ist gleichzeitig auch Tag 1 Ihres Zyklus. Dabei sollten Sie Schmierblutungen bitte außen vor lassen, denn den Beginn eines neuen Zyklus kennzeichnet der erste Tag mit richtiger Blutung. Notieren Sie natürlich auch den **letzten Tag Ihrer Monatsblutung**. So erhalten Sie eine Übersicht über die Länge Ihrer Menstruation. Die Dauer der Blutung ist dabei von Frau zu Frau unterschiedlich. Alles zwischen 3 bis 7 Tagen gilt als normal. Stellen Sie bei sich jedoch ungewöhnlich lange oder kurze Monatsblutungen fest, empfiehlt es sich, beim Frauenarzt nachzufragen und mögliche Ursachen abzuklären.

- Die **Stärke der Blutung** kann ebenfalls variieren. Am ersten Tag ist der Blutfluss noch eher mäßig, wohingegen er an Tag 2 (manchmal auch noch Tag 3) sein Maximum erreicht. Danach wird es kontinuierlich weniger.

- Auch **Zwischenblutungen und Schmierblutungen** sollten schriftlich festgehalten werden.

- Alle Arten von **Beschwerden** werden natürlich auch notiert und Ihre **Gemütszustände** können ebenfalls in den Kalender eingepflegt werden. Von Krämpfen während der Regel, bis hin zu Depressionen, Launenhaftigkeit, Kopfschmerzen, Brustspannen, Erschöpfung und so weiter.

- Einige Frauen beobachten täglich Ihren **Zervixschleim**, um besser über Ihren Zyklus Bescheid zu wissen. Mit ein wenig Übung sagt diese Methode viel über den weiblichen Körper aus und in welcher Phase des Zyklus man sich gerade befindet. Je nach Zeitpunkt ist der Schleim krümelig, zäh, klar oder milchig, cremig, klumpig oder elastisch. Alle Attribute hier aufzuzählen würde sicherlich den Rahmen sprengen, aber sich diese Methode anzueignen kann sehr nützlich sein. Sonstige Notizen über Ausfluss gehören auch im Kalender notiert. Schreiben Sie auch anderweitige Veränderungen des Schleims oder Ausflusses auf, wie Geruch und Farbe. Dies können Hinweise auf eine mögliche Infektion der Vagina sein.

- Auch das Messen der **basalen Körpertemperatur** ist ein gutes Indiz, um zu erkennen, wo im Zyklus man sich gerade befindet. Dazu sollte morgens vor dem Aufstehen mit einem digitalen Thermometer gemessen werden. Am besten immer zur gleichen Zeit. Die Temperatur steigt nämlich bei einsetzendem Eisprung an und bleibt auf diesem Niveau eine Zeitlang, wenn es zu einer erfolgreichen Befruchtung der Eizelle gekommen ist. Ist jedoch keine Schwangerschaft eingetreten, sinkt die Temperatur bald wieder auf den gleichen Level wie vor der Ovulation ab.

- Natürlich können Sie in Ihrem Kalender auch notieren, wann Sie Geschlechtsverkehr hatten.

- Die Häufigkeit, mit der Sie Ihre **Binden oder Tampons wechseln** ist ebenfalls von Interesse, um ungewöhnlich starke oder schwache Regelblutungen zu entdecken.

- Wenn Sie es ganz genau nehmen wollen können Sie auch aufschreiben, wann und welchen **Sport** Sie getrieben haben oder welche Mahlzeiten auf dem **Speiseplan** standen.

Sie werden sehen: Mit der Zeit lernen Sie sich und Ihren natürlichen Zyklus erheblich besser kennen, können Symptome und Beschwerden einzelnen Zyklusphasen zuordnen und außerdem Ihre fruchtbaren Tage recht zuverlässig bestimmen. Ebenso gibt das monatliche Protokoll Ihnen Auskunft über Ihre durchschnittlichen Zykluslängen und ob Ihre zweite Zyklushälfte womöglich zu kurz ist. Dies könnte beispielsweise auf eine Gelbkörperschwäche hindeuten.

2.3 PMS - Die Tage vor den Tagen

Von Männern belächelt, von Frauen gehasst: Die Tage vor den Tagen. Die genauen Ursachen für das Prämensturelle Syndrom sind noch weitestgehend unklar und erstaunlich wenig erforscht, wenn man die Anzahl der betroffenen Frauen bedenkt. Es wird jedoch vermutet, dass der Hormonhaushalt und die mit dem Zyklus verbundenen Schwankungen desselben für das Chaos vor der Menstruation verantwortlich sind. Im nachfolgenden Kapitel erörtert Madame Missou das Phänomen des prämenstruellen Syndroms, wie man es diagnostiziert und wie man erfolgreich gegen die Beschwerden vorgehen kann.

2.3.1 Was ist PMS?

PMS bedeutet Prämenstruelles Syndrom und hat seinen Namen daher, dass die Beschwerden vor Einsetzen der Regelblutung in Erscheinung treten. Meistens wenige Tage vor der Menstruation. Einige Frauen leiden jedoch bereits nach dem Eisprung unter den ersten Symptomen, also gut 14 Tage vor der nächsten Blutung. Somit ist bei manchen Betroffenen die gesamte zweite Zyklushälfte von PMS beeinflusst.

Glücklicherweise verschwinden die Symptome häufig bei Eintreten der monatlichen Blutung, doch manchmal gehen sie unglücklicherweise einfach in Menstruationsbeschwerden über. Nur Schwangerschaft und Menopause schützen, oder sagen wir besser erlösen, einen zuverlässig und dauerhaft vor den ungeliebten Tagen vor den Tagen.

Da es rund 150 verschiedene Symptome für PMS gibt, ist eine Diagnose oft nicht einfach und die Abgrenzung zu anderen Krankheitsbilder wird durch die Fülle an physischen und psychischen Beschwerden möglicherweise erheblich erschwert. Es gibt nämlich eine Vielzahl von Krankheiten mit ähnlichen Symptomen wie jene bei PMS, darunter beispielsweise Probleme mit den Nieren oder der Schilddrüse, und diese sollten immer durch einen Arzt ausgeschlossen werden.

PMS ist erstaunlicherweise noch nicht ausreichend erforscht und über die Ursachen wird viel diskutiert und spekuliert. Experten vermuten hinter den meisten Beschwerden Schwankungen im Hormonhaushalt während des monatlichen Zyklus. Doch auch psychische Faktoren können eine Rolle spielen, ebenso wie die Lebensweise von Betroffenen und das Ausmaß an sportlicher Aktivität. Das viele Schokolade-Essen und andere ungesunde Heißhungerattacken vor der Periode sind also eher kontraproduktiv und können PMS noch verstärken. Ebenso wie der Genuss von Alkohol oder Zigaretten. Auch die Couchpotatos unter Ihnen seien gewarnt: ein Mangel an Bewegung fördert ebenfalls die Beschwerden.

Auch übermäßiger Stress oder Überbelastung im Job kann die Symptome begünstigen und es wird außerdem vermutet, dass auch gewisse Botenstoffe des Nervensystems nicht ganz unbeteiligt sind.

Das Prämenstruelle Syndrom äußert sich jedoch nicht bei jeder Frau gleich. Einige haben nur ein oder vielleicht zwei der typischen Symptome, andere leiden unter einer ganzen Palette von Beschwerden. Manchmal ist es zum Aushalten und gar nicht so schlimm, wohingegen einige Frauen kaum ihren Alltag bewältigen können, so stark sind die Schmerzen oder die emotionale Achterbahnfahrt. Tatsächlich haben nicht wenige Frauen während dieser Zeit so starke körperliche und seelische Probleme, dass sie ihr Privat- und Berufsleben kaum erfolgreich zu meistern wissen.

2.3.2 Physische und psychische Symptome

Im Nachfolgenden finden Sie eine Liste mit den häufigsten physischen und psychischen Beschwerden. Wenn einige davon Sie regelmäßig heimsuchen und dies bevorzugt in der zweiten Zyklushälfte, scheuen Sie sich nicht, Ihren Arzt aufzusuchen, oder ihn beim nächsten Routinecheck darauf anzusprechen. Nehmen Sie PMS ernst, egal, wie häufig es belächelt und als Zickigkeit abgetan wird. Leider auch immer noch von vielen Frauenärzten. Suchen Sie sich darum einen Arzt (oder eine Ärztin), bei dem/der Sie sich wohl- und verstanden fühlen.

PMS ist vielleicht keine Krankheit, beeinträchtigt aber Monat für Monat die Lebensqualität etlicher Frauen und Mädchen und dagegen kann man etwas tun.

Körperliche Beschwerden und Symptome:

- Wassereinlagerungen (beispielsweise in Beinen oder Füßen) und dadurch bedingte Gewichtszunahme
- Druckempfindliche oder geschwollene Brüste / Spannen in den Brüsten
- Hautunreinheiten
- Durchfall oder Verstopfung
- Kopf-, Bauch- oder Rückenschmerzen / Migräne
- Übelkeit, bis hin zum Übergeben
- Heißhunger, oft nach Süßigkeiten wie Schokolade
- Erschöpfung und Müdigkeit

Psychologische Beschwerden und Symptome:

- Stimmungsschwankungen (himmelhochjauchzend oder zu Tode betrübt)
- leichte Depressionen
- Nervosität und Angstzustände
- Gereiztheit und Wutanfälle (die berühmte Zickigkeit)
- Lustlosigkeit und Desinteresse
- verminderte Aufmerksamkeit und Konzentrationsprobleme
- Schlafstörungen

Wie bereits erwähnt, gibt es über hundert verschiedene Symptome für PMS, die in den unterschiedlichsten Kombinationen auftreten können. Wenn Sie vor Ihrer Periode regelmäßig unter mehreren der oben genannten Beschwerden leiden, sind Sie sehr wahrscheinlich von PMS betroffen.

2.3.3 Wie wird PMS diagnostiziert?

Ein erstes gründliches Gespräch mit Ihrem Frauenarzt kann Aufschluss darüber geben, ob Sie tatsächlich von PMS betroffen sind oder nicht. Er wird Sie über Ihren Zyklus im Allgemeinen befragen, Ihre Lebens- und Essgewohnheiten und Symptome gemeinsam mit Ihnen erörtern.

Das bereits zuvor erwähnte Zyklustagebuch oder ein Zykluskalender können die Diagnose des Facharztes noch zusätzlich und zudem recht zuverlässig untermauern. Dazu sollten Sie jedoch mindestens die Aufzeichnungen von drei Monaten (besser länger) vorweisen können, um ein Muster im Zyklus erkennen zu können. Denn einige PMS Symptome sind mit anderen Beschwerden identisch und Ihr Arzt möchte andere Ursachen (wie z.B. Depressionen) für Ihre Probleme und Leiden sicherlich ausschließen.

Es gibt, von einem ausführlichen Beratungsgespräch abgesehen, leider auch keinerlei Tests oder sonstige Nachweismöglichkeiten für PMS, wie eine Blutprobe oder Ähnliches. Der Facharzt hat lediglich die Möglichkeit Ihre Hormonwerte während des Zyklus zu kontrollieren und hier Unregelmäßigkeiten zu erkennen. Doch selbst bei entdeckten Unstimmigkeiten ist dies kein handfester Beweis, dass auch gleichzeitig PMS vorliegt.

Der beste und zuverlässigste Indikator für das prämenstruelle Syndrom ist die Tatsache, dass die Symptome zyklisch jeden Monat auftreten und die erste Zyklushälfte dabei beschwerdefrei ist.

2.3.4 Was hilft bei PMS?

Wie man das Problem PMS angeht, ist von Frau zu Frau unterschiedlich. Es gibt leider nicht das eine wunderbare Patentrezept, da das prämenstruelle Syndrom sich bei jeder Frau anders äußert und demnach jeweils andere Beschwerden hervorruft.

So gilt es zunächst einmal gemeinsam mit Ihrem Arzt zu ermittelt, ob es sich tatsächlich um PMS handelt und andere mögliche Erkrankungen sollten erfolgreich ausgeschlossen werden. Anschließend wird festgehalten, welche Symptome Sie wann im Zyklus und in welchem Ausmaß quälen. In der Regel wird Ihr Arzt nun erstmal gegen das schlimmste dieser Probleme angehen, also das Symptom, welches Sie am meisten in dieser Zeit beeinträchtigt. Ist der gröbste Störenfried nämlich ersteimal besänftigt oder gar ganz ruhiggestellt, so lindern sich die anderen Beschwerden häufig gleich mit.

Art und Umfang einer erfolgreichen Behandlung können ebenfalls variieren. Wird ein Arzt der einen Patientin "nur" zu einer ausgeglichenen und gesünderen Lebensweise raten, so verschreibt er einer anderen vielleicht wegen der Schwere der Symptome gleich ein Medikament.

Doch es müssen nicht gleich Tabletten und andere medizinische Maßnahmen ergriffen werden um gegen PMS erfolgreich anzugehen. Versuchen Sie es doch zunächst einmal mit Alternativen aus pflanzlichen Mitteln und alten Hausrezepten gegen die weiblichen Beschwerden. Denn auch ohne Arzt können Sie einiges tun, um Ihr Wohlbefinden in dieser schweren Zeit zu steigern und Symptome abzumildern oder gar verschwinden zu lassen.

Lesen Sie darum die nachfolgenden Tipps und Behandlungsmöglichkeiten in Ruhe durch und probieren Sie einige davon aus. Madame Missou ist zuversichtlich, dass Sie eine Therapie finden, die genau für Ihre Symptome geeignet ist und Ihnen die Linderung verschafft, nach der Sie sich sehnen.

Stress vermeiden:

Vermeiden Sie Stress so weit es geht und gönnen Sie sich gezielt kleine Auszeiten von allem, was Sie übermäßig fordert und belastet. Das muss nicht unbedingt nur Ihr stressiger Beruf sein, sondern auch die Familie kann einen ganz schön beanspruchen und auslaugen. Das weiß auch Madame Missou nur allzu gut. Im Gegenteil zum Job bekommt Frau aber schnell ein schlechtes Gewissen und fühlt sich mies, wenn sie das Gefühl hat mal eine kleine Pause von den Lieben zu brauchen. Doch schieben Sie solche Gedanken getrost zur Seite. Lassen Sie Ihren Partner für eine Weile bei Erziehung und Haushalt das Ruder übernehmen und gönnen Sie sich Zeit für sich. Nicht nur in den Tagen vor Ihren Tagen, sondern auch in der restlichen Zeit. Einfach so. Weil es gut tut und Sie Ihre Kraftreserven hin und wieder auftanken müssen. Das kann ein entspannter Abend mit Ihren Freundinnen sein, ein heißes Bad oder einfach einmal mal so richtig schön ausschlafen, ohne dass dauernd jemand "Mama" schreit. Schaffen Sie sich kleine Inseln im turbulenten Alltag und werden Sie lockerer.

Gesunde Ernährung ist das A und O:

Am besten ist es natürlich, die Essgewohnheiten dauerhaft umzustellen und allgemein auf eine gesunde Lebensweise zu achten. Das bedeutet wenig Zucker und Alkohol konsumieren, salzarm ernähren, nicht Rauchen und auch den morgendlichen Kaffeekonsum zu reduzieren. Allzu viel Koffein begünstigt nämlich Nervosität und kann Stress verschlimmern. Sollten Ihnen all diese Verzichte jedoch zu schwer fallen, weil Süßigkeiten, Burger, ein schönes Gläschen Wein und fette Soßen nun mal so unwiderstehlich lecker sind, so achten Sie wenigstens in der zweiten Zyklushälfte auf eine gesunde Ernährung und schränken Sie den Konsum von ungeeigneten Lebensmitteln ein. Denn viele Nahrungsmittel verursachen die Symptome von PMS in dieser Zeit oder verstärken sie gar. Salz beispielsweise fördert die Einlagerung von Wasser in den Körper. Wenn Sie also ohnehin schon unter geschwollenen Füßen oder Beinen leiden, würzen Sie lieber mit Bedacht und achten Sie auch sonst auf Lebensmittel und Speisen, die wenig Salz enthalten.

Halten Sie sich auch bei Fleisch und anderen tierischen Produkten zurück. Solche Lebensmittel können die Ausschüttung von Prostaglandinen begünstigen, die das Schmerzempfinden steigern können (siehe auch Kapitel 4.2). Und das Letzte was sie möchten sind sicherlich noch zusätzlich verstärkte Symptome.

Jetzt wissen Sie, was es zu vermeiden gilt, um einige Beschwerden zu mildern oder gar nicht erst entstehen zu lassen. Kommen wir nun zu den Inhaltsstoffen und Speisen, die Sie bedenkenlos genießen können und die PMS den Kampf ansagen:

- Um Heißhungerattacken und den Drang nach Süßigkeiten zu drosseln, empfiehlt es sich, beim Essen auf langkettige Kohlenhydrate zu achten. Diese geben ein langanhaltendes Sättigungsgefühl und sind beispielsweise in Vollkornnudeln und Vollkornreis enthalten. Auch Brokkoli, Haferflocken, Kartoffeln, Vollkornbrot, Mais oder Blumenkohl sind hervorragend geeignet.

- Fisch ist super, um den Körper mit wichtigen Omega-3-Fettsäuren zu versorgen. Greifen Sie also öfter mal zu Wildlachs und anderen fetten Fischen, die reichlich ungesättigten Fettsäuren enthalten.

- Viel Obst zu essen für einen extra Vitaminkick sollte sowieso die Regel bei einer gesunden Ernährung sein. In der zweiten Zyklushälfte dürfen und sollten Sie also gerne viel von den leckeren Früchten naschen. Der Grund: Besonders die Vitamine E, D und B6 wirken sich positiv auf einen ausgeglichenen Hormonhaushalt aus und sorgen für eine Anregung der Dopamin- und Serotoninausschüttung. Diese Hormone wirken stimmungsaufhellend und sind darum gut bei leichten Depressionen und Stimmungstiefs geeignet. Bei einem Mangel an diesen Vitaminen kann es hingegen zu Stimmungsschwankungen kommen, da der erhöhte Östrogenspiegel in der zweiten Zyklushälfte viele dieser Vitamine aufzehrt. Essen Sie auch mindestens einmal tägliche eine Banane oder greifen Sie zu Kiwis. Diese Früchte enthalten besonders viel Magnesium, welches krampflindernd ist und Unterbauchschmerzen vorbeugen kann. Auch das häufig schmerzende Spannen in den Brüsten kann dadurch verringert werden. Bei einer ausreichenden Versorgung mit Magnesium wird zudem einer Wassereinlagerung vorgebeugt, bzw. überschüssige Einlagerungen ausgeschwemmt.

- Das schon zuvor genannte Vitamin B6 finden Sie aber auch in Vollkorn- und Milchprodukten und das Vitamin E ist in hochwertigen Ölen enthalten.

- Die Aminosäure Tryptopan sorgt ebenfalls für Stimmungshochs und ist in Milchprodukten enthalten, wie beispielsweise Joghurt. Zeitgleich versorgt dieser zusammen mit anderen Milchprodukten wie beispielsweise Käse für eine ausreichend Aufnahme von Kalzium.

- Hülsenfrüchte hingegen enthalten viel Eisen, ebenso wie verschiedene Getreideprodukte. Durch eine ausreichende Zufuhr fühlen Sie sich nicht so schnell schlapp und müde.

- Kalium wirkt ebenfalls der Bildung von Ödemen (Wassereinlagerungen) entgegen, da es die Ausscheidung von Wasser aus dem Körper begünstigt. Kaliumreiche Lebensmittel sind neben den Bananen noch Sojabohnen, verschiedenen Nüsse, Wildreis und Grünkohl.

Allgemeines zum Essverhalten:

Neben der gesunden Ernährung ist es auch wichtig, wie oft und wie viel Sie essen. Vermeiden Sie wenige große Mahlzeiten, die Ihnen ein unangenehmes Völlegefühl geben können. Außerdem werden Heißhungerattacken begünstigt, wenn der zeitliche Abstand zwischen den Mahlzeiten zu groß wird. Besser also 4 bis 6 kleinere Mahlzeiten über den Tag verteilt verputzen und zwischendurch kleine Snacks wie eine Banane oder Nüsse essen. Viel trinken tut ebenfalls gut und kann Kopfschmerzen lindern. Wenn Sie sich detailliert für das Thema Ernährung und Gesundheit interessieren, kann ich Ihnen auch diese zwei Ratgeber empfehlen: „Die 10 größten Diät Lügen" und „Nulldiät war gestern! Nachhaltige Gewichtsabnahme mit dem effektivem Ernährungs- und Bewegungskonzept". Das zweite Buch führt uns auch gleich zum nächsten Thema.

Sport und ausreichend Bewegung:

Sport und Bewegung sind gleich in mehrerer Hinsicht gute Gegenspieler bei PMS-Beschwerden.

1. Sie begünstigen die Ausschüttung von Endorphinen und diese machen ja bekanntlich glücklich.
2. Bewegung wirkt entkrampfend, da die Durchblutung angeregt wird.
3. Sport lenkt von Schmerzen ab und schüttet Serotonin aus.
4. Ödeme können besser abgebaut werden.

Am geeignetsten sind Ausdauersportarten wie Joggen, Radfahren oder Schwimmen. Doch auch alle anderen Sportarten sind denkbar. Hauptsache Sie sind mit Spaß bei der Sache.

Zwei bis dreimal die Woche eine Bewegungseinheit macht Sie nicht nur fit und sorgt für ein tolles Körpergefühl, Sie beugen Stimmungsschwankungen, Wassereinlagerungen und Schmerzen auch effektiv vor.

Wenn Ihre Beschwerden jedoch zu gravierend sind, um beispielsweise eine Runde um den See zu laufen, versuchen Sie es in der kritischen Zeit mit sanfteren Sportarten. Besonders bewährt hat sich hierbei Yoga (geeignete Posen sind z.B. "das zusammengerollte Blatt" oder "der nach oben schauende Hund") in Kombination mit Atemübungen und leichtem Stretching.

Übrigens: "Matratzensport" ist auch bestens geeignet um Stress abzubauen und für ein angenehmes Wohlgefühl zu sorgen. Kuscheln Sie darum doch in der zweiten Zyklushälfte vermehrt mit Ihrem Liebsten und genießen Sie Ihr Sex- und Intimleben in vollen Zügen.

GnRH-Analoga

Überwiegen bei Ihnen die körperlichen Beschwerden bei PMS und Sie sind beispielsweise nicht in der Lage zur Arbeit zu gehen oder sonst wie am gesellschaftlichen Leben teilzunehmen, dann kann Ihnen nach eingehender Beratung womöglich GnRH-Analoga verschrieben werden. Es ist ein Hormonpräparat und blockiert die Produktion von verschiedenen Hormonen in den Eierstöcken. Dem Körper der Frau werden dadurch sozusagen die Wechseljahre vorgegaukelt und es kommt auch zu typischen Symptomen dieser Lebensphase, einschließlich Hitzewallungen. Diese Therapie kommt aber nur bei sehr schwerwiegenden Symptomen zum Tragen.

Lymphdrainage

Leiden Sie unter geschwollenen Füßen oder Beinen, weil Sie vor Ihrer Periode zu Wassereinlagerungen neigen? Dann vermeiden Sie salzreiche Kost, um diesem Problem vorzubeugen und/oder begeben Sie sich in die Hände eines Fachmannes und verschaffen Sie sich bei einer Lymphdrainage Linderung. Diese löst den Stau in den betroffenen Gliedmaßen und sorgt dafür, dass Flüssigkeit sanft abfließen kann.

Quarkwickel

Viele Frauen leiden vor der Periode unter empfindlichen oder gar schmerzenden Brüsten. Oftmals fühlen sich diese prall an und bewirken ein andauerndes Spannungsgefühl. Nicht selten ist es nicht mehr möglich, auf dem Bauch zu schlafen und das Tragen von BHs wird unangenehm. Selbst die sonst so geliebten Berührungen des Partners könnten einen vor Schmerzen aus der Haut fahren lassen. Was hilft das Spannungsgefühl und die Schmerzen zu lindern, sind Quarkwickel. Dafür geben Sie etwas kühlen Quark auf ein dünnes Baumwoll- oder Leinentuch und legen es auf Ihre Brüste. Lassen Sie den Wickel etwa 10 Minuten einwirken, entfernen ihn dann und beseitigen die Quarkreste.

Auch das Kraut **Mönchspfeffer** kann bei Brustbeschwerden Linderung verschaffen und wirkt zudem noch zyklusregulierend und hilft einigen Frauen auch bei anderen PMS Problemen wie Rückenschmerzen und Ödemen. Jedoch sollte die Anwendung mehrere Monate dauern, um Erfolge zu sehen und zu erzielen. Mönchspfeffer bekommen Sie zwar rezeptfrei in Apotheken, nehmen Sie es aber am besten nach Absprache mit Ihrem Arzt ein.

Medikamente

Wassereinlagerungen in der zweiten Zyklushälfte können so stark sein, dass sie nicht unerhebliche Schmerzen verursachen. Wenn salzarme Ernährung oder Drainagen nicht helfen, kann der Arzt **Diuretika** verschreiben. Dies sind Medikamente zur Entwässerung, die schnell Linderung verschaffen. Hilft auch bei Spannungen in der Brust.

Je nach Stärke der Depression kann Ihr Arzt Ihnen zunächst pflanzliche Hilfe, wie **Johanniskraut**, ans Herz legen oder Stimmungsaufheller verschreiben. Er wird Sie auch gegebenenfalls an einen Psychotherapeuten verweisen, wenn er es für nötig erachtet. Auch Antidepressiva können helfen und müssen oftmals nur an den Tagen mit den größten Beschwerden geschluckt werden, oder während der zweiten Zyklushälfte. Sie sollten aber mit Bedacht und nur unter ärztlicher Aufsicht genommen werden.

Auch **Schmerzmittel** lindern viele Symptome von PMS: von Kopfschmerzen, bis hin zu Brustspannen und Rückenproblemen.

Vaginalring, 3-Monats-Spritze, Anti-Baby-Pille und andere hormonelle Verhütungsmittel werden ebenfalls gerne verschrieben, weil sie in den Hormonhaushalt eingreifen und ihn manipulieren, dafür den Zyklus aber regulieren und ihn regelmäßig machen. Beschwerden werden so entweder abgemildert und manchmal sogar ganz ausgemerzt. Doch nicht bei jeder wirken solche Mittel in der gewünschten Weise und es gibt genug Frauen, die trotzdem unter PMS leiden, ob mit oder ohne solche Verhütungsmethoden.

Zu wenig Progesteron nach dem Eisprung, auch Gelbkörperschwäche genannt, wird in Verbindung mit unerfülltem Kinderwunsch und PMS-Beschwerden gebracht. Ein Mangel kann durch Tabletten oder Zäpfchen mit **künstlichem Progesteron** vermieden werden.

Baldrian bei Schlafstörungen

Sind Sie nervös und aufgekratzt und haben Probleme zu entspannen oder zu schlafen? Dann kann Ihnen Baldrian gute Dienste erweisen. Etwas Tinktur aufgelöst in Wasser einige Zeit vor dem Zubettgehen trinken, kann Sie ruhiger machen und beim Einschlafen helfen. Auch wenn Sie nervös sind, hilft Baldrian Ihnen zu entspannen, nicht nur am Abend.

Wellness

Warum sich nicht etwas Gutes tun und einen Wellness-Tag einplanen? Es gibt viele Anwendungen, die sich positiv auf viele verschiedene PMS Beschwerden auswirken und Entspannung tut der Seele und dem Körper gleichermaßen wohl. Also auf in den nächsten Spa und lassen Sie sich doch ein wenig verwöhnen.

Wärme wirkt beispielsweise bei Schmerzen und Krämpfen lindernd, weshalb besonders Saunagänge, Dampfbäder oder eine Hot-Stone-Massage die Muskeln lockern und wohltuend und lindernd wirken. Eine Ganzkörperölmassage wirkt ebenfalls entspannend. Bei einer besonderen Form der Ölmassage wird ein kontinuierlicher Strom warmen Öls in rhythmischen Seitwärtsbewegungen auf Ihre Stirn ergossen und hilft so sanft bei Kopfschmerzen und Migräne.

Verhaltenstherapie

Leiden Sie sehr unter Stress, sind ängstlich und psychisch kaum belastbar? Haben Sie also anstatt von körperlichen, eher mit seelischen Problem in der prämenstruellen Phase zu kämpfen, dann kann eine kognitive Verhaltenstherapie Ihnen möglicherweise helfen. Hier geht es darum, eingefahrene Verhaltensmuster aufzubrechen und falsche Denkweisen über den Haufen zu werfen. Erst, wenn Sie belastende Gedanken erkennen, beseitigen oder verändern, können Sie sich dauerhaft von solchen psychischen Beschwerden frei machen. Dieses wichtige Thema hier ausführlich zu erörtern, würde jedoch zu weit führen. Unterhalten Sie sich dbzgl. am besten mit Ihrem Arzt oder informieren Sie sich vorab in passender Sekundärliteratur.

2.3.5 PDS - Es geht noch schlimmer

Wenn Sie glauben, PMS sei das Schlimmste, was Ihnen vor Ihrer Periode passieren kann, dann halten Sie sich jetzt besser fest, denn es geht tatsächlich noch schlimmer. Das prämenstruelle dysphorische Syndrom (PDS) hat weitaus schwerwiegendere Symptome als PMS und hat vor allem psychische Auswirkungen bei den betroffenen Frauen. Starke Reizbarkeit und Depressionen können die Folge sein. Auch Wutausbrüchen oder plötzliche Weinattacken sind keine Seltenheit und alles in allem sind die Patientinnen sehr gereizt vor dem Einsetzen ihrer Menstruation. Manche sind sogar richtiggehend ängstlich und besorgt und nicht selten sind Sie von Ihrer Umgebung und den alltäglichen Aufgaben völlig überfordert, fühlen sich unverstanden und allein.

Selbstverständlich sind von PDS Betroffene aber auch nicht vor körperlichen Beschwerden gefeit. Es treten die gleichen Symptome wie bei PMS auf, was es mitunter kompliziert macht, die beiden Syndrome voneinander zu unterscheiden und eine klare Linie zu ziehen. Bei PDS sind die Beschwerden meistens jedoch wesentlich stärker ausgeprägt.

Erschwerend kommt hinzu, dass sich PDS und Depressionen leider ebenfalls sehr ähnlich sind und auch hier eine Abgrenzung mitunter erschwert werden kann. Allerdings treten die Angstzustände und andere Begleiterscheinungen beim dysphorischen Syndrom zyklisch auf, nämlich immer grob 5 bis 10 Tage vor Einsetzen der Regelblutung. Auch hier kann ein Zykluskalender mehr als aufschlussreich sein und wiederkehrende Stimmungstiefs und Gemütsschwankungen als das entlarven, was sie sind: Symptome für PDS.

Genau wie bei PMS kommt es bei den Betroffenen ebenfalls oftmals zu starken Beeinträchtigungen im Berufs- und Privatleben und im Umgang mit ihren Mitmenschen.

Dieses Leiden kann man jedoch in den Griff bekommen. Fragen Sie Ihren Arzt auf jeden Fall um fachmännischen Rat und versuchen Sie es auch mit den oben genannten Tipps und Tricks gegen PMS. Einige PDS-Symptome lassen sich dadurch ebenfalls gut lindern.

2.4 Menstruationsbeschwerden

Jede Frau sollte mindestens einmal im Jahr, besser sogar zweimal, zum Frauenarzt und sich gründlich durchchecken lassen. Bei jedem Besuch wird viel Wert gelegt auf Kontrollen und Vorsorgeuntersuchungen, wie beispielsweise der Abstrich der Vagina (Pap-Abstrich) oder Brustabtasten zur Krebsvorsorge. Darüber hinaus können Sie eine Reihe weiterer Untersuchungen in Anspruch nehmen, die oftmals ab einem gewissen Alter sogar vollständig von den Krankenkassen übernommen werden. Auch Impfungen gegen Gebärmutterhalskrebs werden angeboten und können unter bestimmten Voraussetzungen überaus wirksam sein. Die Frauenheilkunde setzt also vieles daran, es gar nicht erst zu Krankheiten kommen zu lassen.

Mit anderen Worten: Sie gehen auch zum Gynäkologen, wenn Sie eigentlich gar nicht krank und somit beschwerdefrei sind. Allein der Vorsorge und Kontrolle wegen.

Doch, was ist mit den Beschwerden, die Sie jeden Monat aufs Neue quälen? Die nehmen Sie hin? Das gehört halt dazu? Das hat schließlich jede?

Nein! Und zwar ein entschiedenes Nein! Starke Schmerzen sind nicht normal und Sie müssen Krämpfe, Kopfschmerzen und Co. auch nicht Monat um Monat über sich ergehen lassen. Es ist immer wieder erstaunlich, dass viele Frauen PMS und Regelbeschwerden einfach so hinnehmen und nicht wirklich etwas dagegen tun. Selbst viele Frauenärzte tun derartige Beschwerden leider immer noch ab oder verschreiben gleich starke Medikamente. Sowieso wird dieses Thema viel zu selten beim Gynäkologen angesprochen.

Es gibt da scheinbar immer noch eine gewisse Hemmschwelle, wenn es um prämenstruelle Beschwerden oder Schmerzen während der Blutung geht.

Ist ja auch wenig verwunderlich. Im Fernsehen oder Filmen werden Frauen mit solchen Beschwerden eher belächelt und PMS ist für so manchen Witz gut. Ja, ja, die lieben Frauen und die Hormone. Wir drehen einmal im Monat durch, sind völlig unzurechnungsfähig und bilden uns wer weiß welche Beschwerden ein. Hinzu kommt, dass möglicherweise auch Ihre Mutter oder Großmutter Ihnen schon immer predigte, dass Krämpfe und Ähnliches einfach dazugehören und man es eben bis zu den Wechseljahren ertragen muss.

Dabei ist es so einfach, etwas gegen die Schmerzen und andere Wehwehchen zu unternehmen. Es müssen nämlich nicht immer gleich Tabletten sein, um die Beschwerden zu mildern.

Im nachfolgenden Kapitel stellt Ihnen Madame Missou die häufigsten Menstruationsbeschwerden vor und verschiedene Lösungswege, um ihnen den Kampf anzusagen.

2.4.1 Die häufigsten Beschwerden

Mit einem unheilvollen Ziehen oder Zwacken kündigen sich die allmonatlichen Blutungen häufig an und ein Gang ins Badezimmer bestätigt kurze Zeit später meistens den Verdacht: Die Periode ist da. Auch Schmierblutungen können erste Vorboten der Tage sein, doch dies ist von Frau zu Frau ganz verschieden.

Genauso verhält es sich mit den Menstruationsbeschwerden. Während einigen nur die schmerzhaften Kontraktionen der Gebärmutter zu schaffen machen, plagen andere noch eine ganze Reihe weiterer Probleme. Welche das sein können, entnehmen Sie bitte der nachfolgenden Aufzählung.

Typische Beschwerden während der Menstruation können sein:

- Unterleibskrämpfe, bedingt durch die Kontraktionen der Gebärmutter, während die alte Schleimhaut ausgestoßen wird. Dies ist oftmals das schwerwiegendste Problem während der Blutung und wird als am unangenehmsten und schmerzvollsten empfunden.
- Bedingt durch die Krämpfe entstehen manchmal auch zusätzliche andere Beschwerden. Rückenschmerzen können beispielsweise die Folge sein und sind die Krämpfe besonders stark, strahlen die Schmerzen manchmal sogar bis in die Oberschenkel aus. Betroffene wissen darum häufig gar nicht, welche Haltung sie einnehmen sollen, da einfach alles wehtut.
- Magenschmerzen / Unwohlsein / Übelkeit
- Durchfall
- Erschöpfung / Müdigkeit

- Geschwollene / empfindliche Brüste
- leichte Depressionen
- Gereiztheit / Aggressivität (da ist sie wieder: Zickigkeit)
- Stimmungsschwankungen
- Kopfschmerzen / Migräne

2.4.2 Was fördert / verstärkt Menstruationsbeschwerden zusätzlich?

Unsere Lebensweise und Ernährung trägt viel dazu bei, ob wir stark unter Begleiterscheinungen und Beschwerden während der Menstruation leiden, oder eben nicht. Sind Sie beispielsweise keine Vegetarierin und verzehren hingegen sehr viel Fleisch und andere tierische Produkte, so kann dies die Produktion bestimmter Prostaglandine anregen, und zwar verstärkt die der Serie 2. Dummerweise sind es genau diese Hormone der Serie 2, die starke Schmerzen und eben auch die bekannten Krämpfe auslösen und begünstigen. Grund für die vermehrte Produktion von diesen speziellen Hormonen ist die in tierischen Produkten enthaltene Arachidonsäure, aus der diese Prostaglandine gebildet werden.

Auch eine magnesiumarme Ernährung begünstigt Krämpfe jeglicher Art und somit auch die im Unterbauch während der Periode. Ebenso sind Mineralstoffmangel und Übersäuerung Gründe für die Verstärkung verschiedener menstrueller Symptome, weshalb eine gesunde und bewusste Ernährung nicht nur für das allgemeine Wohlbefinden förderlich ist, sondern auch Menstruationsbeschwerden entscheidend abmildern oder gar verschwinden lassen kann.

2.4.3 Hilfe durch Schulmedizin und sanfte Heilmethoden

Was hilft vorbeugend?

a) Schulmedizin

- Um den Körper auszutricksen, verschreiben Ärzte oft **hormonelle Verhütungsmittel**, wie die Antibaby-Pille. Diese hemmt die Ausschüttung von Progesteron und Östrogen. Zudem wird der Zyklus regelmäßig, die Schmerzen während der Menstruation oftmals gelindert, Hautunreinheiten vorgebeugt und die Blutungsintensität verringert. Doch nicht jede Frau verträgt die Präparate gleich gut. Einige neigen zu Gewichtszu- oder Abnahme, oder es treten erst recht Hautprobleme auf. Auch werden die Krämpfe nicht immer gelindert, sondern in seltenen Fällen eher verstärkt. Einen Versuch ist es aber allemal wert. Durch die Pille erhalten Sie einen regelmäßigen 28-Tage-Zyklus und können somit genau planen und wissen immer, wann Ihre Periode kommt. Einige Frauen nehmen die Pille sogar bis zu einem halben Jahr durch, um in dieser Zeit ihre Tage gar nicht zu bekommen. Diese Methode ist jedoch nicht ganz unumstritten. Es gibt auch die Dreimonatsspritze und andere hormonelle Methoden, um die Menstruationsblutung gänzlich zu unterdrücken. Dem Körper wird also auf künstliche Weise eine Schwangerschaft vorgegaukelt und während dieser sind sowohl die PMS, als auch die Regelbeschwerden schlicht nicht vorhanden. Keine Menstruation bedeutet also in dem Fall auch keine Schmerzen und emotionale Begleiterscheinungen. Es gibt auch Verhütungsmittel, die die Produktion von Prostaglandinen der Serie 2 erfolgreich unterdrücken können.

Und diese Hormone sind ja - wie bereits erwähnt - für ein erhöhtes Schmerzempfinden verantwortlich.

- Nahrungsergänzungsmittel können bei einseitiger Ernährung positiv auf den Vitamin- und Mineralstoffhaushalt wirken, sollten aber keine Dauerlösung sein. Achten Sie besser auf ausreichende Aufnahme aller **wichtigen Nährstoffe** durch leckere Mahlzeiten. Knackige Salate und ein frisches Obst sind doch alle mal besser, als ein Vitaminpräparat zu schlucken, oder? Dennoch können die kleinen Pillen oder Dragees dabei helfen, Symptome zu linder und für ein Gleichgewicht der Hormone zu sorgen.

b) Sanfte Heilmethoden

- Mit verschiedenen **Kräutertees** kann man Beschwerden während der Regel vorbeugen oder bestehende Krämpfe lindern. Trinken Sie dazu am besten bereits ein paar Tage vor den Blutungen beruhigende und leckere Tees. Besonders gut geeignet zur Krampflösung, zur Regulierung des Zyklus und Symptomlinderung, sind dabei Aufgüsse aus folgenden Heilkräutern:

Schafgarbe, Majoran, Ringelblume, Frauenmantel, Gänsefingerkraut, Beifuß, Melisse, Kamille, Weidenrinde und Oregano. Zur Entwässerung und damit zur Vorbeugung vor Ödemen eignen sich hingegen Brennnesseltees hervorragend.

c) Worauf ich selbst achten kann

- Essen und würzen Sie Speisen mit viel frischer **Petersilie**. Das Kraut sorgt für eine gute Durchblutung und entgiftet gleichzeitig Ihren Körper. Auch aufgebrüht als Tee entfaltet er diese Wirkungen.

- **Stress vermeiden**, denn der begünstigt oder verstärk oft die Symptome für PMS oder Menstruationsbeschwerden. Seminare zur Stressbewältigung und bestimmten Techniken wie beispielsweise autogenem Training werden in jeder größeren Stadt angeboten und kosten häufig nicht viel. Ein klares Plus: Solche Kurse helfen Ihnen nicht nur bei Regelbeschwerden abzuschalten, zu entspannen und den Stress zu vergessen, sondern sind auch für den restlichen Alltag wunderbar geeignet. Natürlich sollten Sie auch sonst vieles unternehmen, was Ihnen gut tut und Ihnen Freude bereitet.

- Haben Sie **Sex**! Er kann Stress effektiv abbauen und ein Orgasmus hilft gegen Schmerzen, wenn auch leider nicht lang anhaltend. Nicht jede Frau kann sich jedoch allein oder mit Partner so weit fallen lassen, wenn Kopfschmerz und Co. gerade zu Besuch sind.

- Wenn Sie unter sehr starken Menstruationsblutungen leiden, kann es helfen einige Tage vor Einsetzen der Regel **weniger zu trinken**. Angeblich kann dadurch die Menge des Blutflusses vermindert werden. Madame Missou weiß aber um die Bedeutung und Wichtigkeit einer ausreichenden Flüssigkeitszufuhr und hat diese Methode nie angewendet.

- Ihre Zykluslänge schwankt um einige Tage und Sie können deswegen nicht richtig planen und werden bisweilen von Ihrer Periode unangenehm überrascht? **Himbeersaft** und Tee aus

Wildhimbeeren (samt Blättern) können den Zyklus einpendeln.

d) Was mein Partner tun kann

Ihr Partner sollte in erster Linie **Verständnis** für Ihre Situation zeigen und sie nicht ins Lächerliche ziehen oder Sie als zimperlich darstellen. Er kann Ihnen in der Zeit vor Ihrer Periode **helfen**, auf eine gesunde Ernährung zu achten und schwingt vielleicht selbst einmal den Kochlöffel, um Sie mit kulinarischen Köstlichkeiten zu verwöhnen. Vorausgesetzt natürlich, Sie trauen es ihm zu. Wenn Sie jedoch wissen, dass Sie hinterher das ganze Chaos aufräumen dürfen, lassen Sie es lieber sein. Stress sollte ja weitestgehend vermieden werden.

Sie zu **Bewegung und Sport** zu ermutigen ist in dieser Zeit auch hilfreich. Vielleicht unternehmen Sie eine Radtour oder gehen gemeinsam schwimmen?

Doch manchmal sind es die einfachen Dinge, die am meisten zählen: **Zärtlichkeiten** und einfach das Gefühl zu haben „da ist jemand, der sich kümmert", beruhigen und bauen Stress ab.

Was hilft während der Blutungen?

a) Schulmedizin

- **Schmerzmittel** können helfen, wenn die Krämpfe besonders schlimm sind oder Sie gleichzeitig von Kopf- oder Oberschenkelbeschwerden heimgesucht werden. Verzichten Sie jedoch auf die Einnahme von Präparaten mit ASS (Acetylsalicylsäure). Diese wirken Blut verdünnend und können die Stärke der Menstruation und die damit zusammenhängenden Beschwerden noch verstärken. Besser sind Tabletten mit dem Wirkstoff Ibuprofen oder Diclofenac (beide dämpfen die Prostaglandinsynthese).

Es gibt mittlerweile auch eine ganze Reihe Schmerzmedikamente, die extra für Regelbeschwerden entwickelt wurden. Oft enthalten Sie eine Wirkstoffkombination verschiedener Stoffe zur effektiven Schmerzlinderung und sind häufig rezeptfrei erhältlich.

Fragen Sie Ihren Frauenarzt nach Vor- und Nachteilen diverser Wirkstoffe oder lassen Sie sich in der Apotheke ausgiebig beraten. Beachten Sie auch die Beipackzettel, Art und Dauer der Anwendung, sowie die richtige Dosierung.

Wichtig: Warten Sie nicht mit der Einnahme, bis Sie vor Schmerzen kaum noch stehen können. Schon bei ersten Menstruationsanzeichen wie unangenehmes Ziehen und Stechen kann eine Tablette geschluckt werden. Denn je höher der Schmerzpegel bereits ist, umso höher müssen Sie die Dosis wählen, oder mit einer nicht unerheblichen zeitverzögerten Wirkung rechnen.

b) Sanfte Heilmethoden

- **Ätherische Öle** wirken beruhigend, und helfen zu entspannen und somit Schmerzen zu lindern. Es gibt diese Öle als dekorative Raumdüfte fertig zu kaufen, oder Sie entzünden eine kleine Duftlampe. Auch im Badewasser machen sich ätherische Düfte gut und sorgen zusammen mit der Wärme für ein wohliges Gefühl. Besonders gut geeignet sind Öle aus Lavendel, Salbei, Johanneskraut, Fenchel und Melisse. Diese können Sie nach

Belieben auch mit Oliven- oder Massageöl mischen und dann in kreisenden Bewegungen auf schmerzende Stellen auftragen und einmassieren. Sie können diese Mischungen auch leicht erhitzen und ein vorgewärmtes kleines Handtuch damit benetzen. Legen Sie den Stoff dann auf die betreffenden Stellen.

- Auch bei akuten Regelbeschwerden helfen die zuvor genannten **Tees**. Besser ist jedoch sie regelmäßig und schon im Vorfeld zu trinken.

- **Ingwer** hilft auch hervorragend bei Krämpfen und Schmerzen.

Ingwer-Methode 1: Frischen Ingwer raspeln und den Saft durch ein feines Baumwolltuch ausdrücken, mit neutralem Massageöl mischen und sanft einmassieren.

Ingwer-Methode 2: Aus frischer Ingwerwurzel einen Tee kochen und ein Stofftaschentuch, einen Waschlappen oder ein Gästehandtuch darin einweichen. Anschließend sanft auswringen und das noch warme Tuch auf den Bauch legen. Wenn Sie mögen, decken Sie das Ganze mit einem Frotteehandtuch ab und legen zusätzlich noch ein Kirschkernkissen oder eine Wärmflasche obendrauf.

- **Akupunktur und Akupressur** können ebenfalls die unliebsamen Beschwerden lindern. Dabei sollte Ersteres keinesfalls im Selbstversuch durchgeführt werden (so was sieht bestimmt sehr lustig aus), sondern immer von einem ausgebildeten Therapeuten. Er kennt genau die zu behandelnden Stellen und hat das geeignete Equipment, um die gewünschte Linderung zu vollbringen. Wohingegen es einige Akupressur-Tipps gibt, die Sie getrost selbst ausprobieren können.

Versuchen Sie bei akuten Menstruationskrämpfen beispielsweise Folgendes:

Massieren Sie den Ringfinger Ihrer linken Hand mit auf und ab Bewegungen. Dies geschieht mit Daumen, Zeige- und Mittelfinger der rechten Hand. Wenn Sie es richtig machen, sieht es aus, als würden Sie einen Ring über Ihren Finger stülpen und danach gleich wieder abnehmen wollen.

Ein weiterer Akupressurpunkt befindet sich an den Innenseiten Ihrer Unterschenkel. Den zu finden ist ganz leicht. Von der Kniekehle aus befindet er sich nur etwa eine handbreit entfernt. Drücken oder kreisen Sie mit dem Daumen mehrere Minuten auf dieser Stelle, um Schmerzen zu lindern.

- Eine **Rücken- oder Ganzkörpermassage** kann wohltuend und entspannend sein. Krämpfe und andere Beschwerden werden schlicht und einfach weggeknetet, weggeklopft und weggestreichelt. Egal ob vom Fachmann oder dem Mann zu Hause.

c) Worauf ich selbst achten kann

- Fühlen Sie sich ständig abgeschlagen oder hundemüde, leiden Sie vermutlich an **Eisenmangel**, welcher mit der monatlichen Blutung einhergehen kann. Auch die Konzentrationsfähigkeit kann bei solch einem Mangel erheblich leiden. Essen Sie Lebensmittel, die viel Eisen enthalten, oder greifen Sie auf spezielle Nahrungsergänzungsmittel zurück.

- Achten Sie auf **warme Kleidung** und laufen Sie nach Möglichkeit **nicht barfuß** herum, sondern tragen Sie lieber Socken oder Hausschuhe. Die Wärme hilft dem Körper, Krämpfen vorzubeugen und/oder sie zu lindern. Duschen Sie darum auch nicht mit kaltem Wasser und verzichten Sie während Ihrer Regel auf Wechselduschen. Auch ein warmes **Vollbad** tut wahre Wunder und die **Wärmflasche** bei Regelbeschwerden ist ja eigentlich schon Standard und die meist praktizierte Behandlungsmethode bei Unterleibskrämpfen. Auch Saunagänge können helfen.

- Hören Sie auf zu **rauchen**, oder schränken Sie Ihren Nikotinkonsum erheblich ein. Denn Zigarette und Co. verengen die Blutgefäße, was Krämpfe begünstigen kann oder sogar erst verursachen.

- Nehmen Sie eine **bequeme Position** ein, um zu entspannen. Wenn Sie beispielsweise in Rückenlage im Bett oder auf dem Sofa liegen, ziehen Sie die Beine an und stellen diese auf. Dies entlastet die Bauchdecke und lindernd Druck und Schmerzen. Einige Frauen liegen auch gerne zusammengekugelt auf der Seite in der sogenannten Embryonalstellung. In dieser Position, zusätzlich mit einer Wärmflasche bewaffnet, halten es viele Frauen gut aus. Sind die Krämpfe jedoch zu stark, kann es mitunter schwer werden, stillzuliegen oder überhaupt eine geeignete Position zum Liegen, Sitzen oder Stehen zu finden. Man krümmt sich regelrecht vor Schmerzen. In diesem Fall hilft, auch wenn es zunächst schwerfällt, ein wenig Bewegung, um sich zu **lockern**. Sie können einen kurzen Spaziergang machen oder probieren es mit folgender Übung:

Legen Sie sich auf den Rücken und ziehen Sie die Beine an, bis die Oberschenkel Ihre Brust berühren. Umschlingen Sie nun die Beine und wiegen Sie sich leicht von links nach rechts. Ihre Knie sollten aber nicht das Bett berühren. Sie können die gleiche Übung auch im Sitzen machen, schaukeln Sie dabei jedoch leicht vor und zurück.

- **Magnesium** wirkt krampflindernd. Achten Sie darum besonders auf eine ausreichende Zufuhr durch Lebensmittel oder Nahrungsergänzungsmittel. Bananen sind da ja wie bereits erwähnt eine gute Quelle.

- **Bewegung** auch während der Regel ist sinnvoll, da sie durchblutungsfördernd ist. Und eine gute Durchblutung braucht Ihre Gebärmutter in dieser schmerzvollen Zeit, da die dauernden Kontraktionen diese deutlich verschlechtern. Sport kann also helfen lockerer zu werden und Krämpfe zu lindern.

d) Was mein Partner tun kann

Selbstverständlich kann auch Ihr Partner die **Massage** mit den ätherischen Ölen übernehmen, oder Ihnen ein wohltuendes **Bad** einlassen. Auch andere Massagen jeglicher Art sind willkommen und gern gesehen. Er kann es beispielsweise einmal damit versuchen: Mit leichtem Druck der Daumen wird direkt über Ihrem Gesäß links und rechts der Wirbelsäule in kleinen Kreisen massiert. Einige Frauen haben an dieser Stelle auch kleine Einbuchtungen in der Haut. Genau da sollten die Fingerkuppen den Druck ausüben. Wenn es angenehm ist, kann Ihr Partner den Druck auch gern erhöhen.

Er kann aber auch sonst einiges tun, damit Sie sich wohlfühlen. **Sie müssen es ihm nur sagen**. Machen Frauen ist schon damit geholfen, wenn Sie Ihren Mann gar nicht erst zu Gesicht bekommen, weil es sie nur aufregt und Stimmungsschwankungen unfairerweise an ihm ausgelassen werden. Andere hingegen brauchen genau das: einen Prellbock, der ihre Launen abfängt, sie aber nicht persönlich nimmt. Auf Dauer jedoch sicherlich eine nervenaufreibende Sache für den armen Mann.

Nähe und Geborgenheit tun auch wohl. Der Partner kann zudem versuchen die Frau mit Dingen zu umgeben, die ihr gefallen und gut tun. Den Lieblingsfilm ausleihen zum Beispiel, sie in ein schönes Restaurant ausführen (welches natürlich nur gesunde Kost bietet, die Beschwerden effektiv lindert) oder was auch immer er von Ihren Augen abliest.

2.4.4 Exkurs - Andere Begriffe für Menstruation

Kennen Sie Tante Laufaus? Nein? Kommt die etwa nicht einmal im Monat bei Ihnen uneingeladen zu Besuch?

Zugegeben, die meisten Frauen sprechen schlichtweg von ihren Tagen, ihrer Periode oder kurz Mens, wenn Sie über ihre Blutung sprechen. Dies ist erwachsen und auch gut so. Dennoch gibt es auch witzige und kreativere Wege die unliebsamsten Tage des Monats zu umschreiben. Hier eine kleine Liste ulkiger, kurioser und seltsamer Umschreibungen für die Zeit der Menstruation:

- Roter Teufel
- Auf der roten Welle reiten
- Erdbeerwoche / Kirschenzeit
- Fadenzeit (falls Sie Tampons benutzen)
- Torpedo-Woche (falls Sie Tampons benutzen)
- Rote Zora
- Der monatliche Besuch ist da
- Urlaub am roten Meer machen
- Monatliches Großreinemachen
- Die rote Armee ist da
- Besuch vom roten Baron
- Die Maler im Keller haben / den Keller rot streichen
- Bloody Mary (wer jetzt noch diesen Cocktail genießen kann verdient Respekt)
- Zu Besuch auf Rotenburg sein
- Den Ferrari aus der Garage fahren / in der Garage haben
- Monatliche Betriebsstörung
- Und aus dem Englischen: Riding the cotton pony.

Und wenn Sie das nächste Mal den Tampon oder die Binde wechseln müssen, sagen Sie doch einfach …

… ich muss mal die Munition wechseln.
… ich muss kurz umstöpseln.

Wie auch immer Sie „Ihre Tage" nennen, das Ganze locker und mit ein wenig Humor nehmen zu können, hilft meist schon über den ersten Schmerz hinweg. So ent-tabuisieren Sie das Thema und schaffen sich einen entspannten Zugang zur natürlichsten Sache der Welt. Und das ist schon mal Gold wert!

2.5 Schlusswort

Ich hoffe, dass Sie auch in diesem Kapitel etwas Spaß am Lesen hatten und einige neue Erkenntnisse gewinnen konnten. Wenn Sie die hier genannten Methoden in der Praxis erproben, so denken Sie bitte daran, dass nicht alle Anwendungen bei allen Frauen gleich intensiv wirken und einige auch ein wenig Ausdauer voraussetzten. Probieren Sie deshalb ein wenig herum und finden Sie die für Ihre Beschwerden am besten geeignete Behandlung. Scheuen Sie sich auch nicht, Ihren Haus- oder Frauenarzt bei Unsicherheiten aufzusuchen, besonders wenn es noch gar kein klärendes Gespräch mit einem Mediziner gab. Beherzigen Sie auch den Rat und starten Sie ab der nächsten Monatsblutung ein Zyklustagebuch. Laden Sie sich dazu einen geeigneten Kalender aus dem Internet runter (Google hilft) und beginnen Sie mit den Aufzeichnungen. Sie werden sehen, dass es überaus interessant ist, den eigenen Zyklus zu überwachen und sich und seinen Körper besser kennenzulernen.

Und wenn Sie schlussendlich nach all den Tipps zur Vorbeugung und Behandlung immer noch zickig und unausgeglichen sein sollten, können Sie es jedenfalls nicht mehr auf PMS und Co. schieben. Denn wenn Sie sich in Zukunft an die Ratschläge halten und ein bisschen Ausdauer beweisen, dann können sich Ihre Beschwerden langfristig abmildern oder sogar in Luft auflösen. Und dazu müssen Sie nicht erst in die Wechseljahre kommen oder eine Horde Kinder Ihr Eigen nennen.

Nehmen Sie körperliche und emotionale Beeinträchtigungen durch etwas so natürliches wie den Zyklus also nicht mehr länger hin. In der heutigen Zeit muss keine Frau mehr gekrümmt vor Schmerzen oder weinerlich zu Hause hocken und darauf hoffen, dass es bald vorbei ist. Genießen Sie Ihr Leben in vollen Zügen, und zwar den ganzen Zyklus lang!

3. Migräne

3.1 Einleitung

Der Kopf dröhnt, Stirn und Schläfen sind durchzogen von einem pulsierenden Schmerz und Sie möchten nur noch Ihr Schlafzimmer abdunkeln und sich ausruhen – die typischen Anzeichen eines Migräneanfalls. Wer unter Migräne leidet, weiß, dass in der Zeit des akuten Schmerzes der Alltag links liegen bleiben muss. Ob Kinderbetreuung, Arbeiten, Einkaufen oder auch nur das Haus verlassen – körperliche Anstrengungen verschlimmern die Beschwerden nur. **Jeder zehnte Mensch** in Deutschland leidet unter Migräne, jedoch betrifft sie Frauen weitaus häufiger: **18 % aller Frauen** kennen die Leiden um Kopfschmerz, Aura und Co. Wer zusätzlich mit der „Aura" der Migräne „gesegnet" ist, muss außerdem mit Wahrnehmungsstörungen bis hin zur halbseitigen Blindheit kämpfen. Die schlechte Nachricht aus der medizinischen Forschung: Bislang gibt es keine Möglichkeit, die Krankheit zu heilen. Die gute Nachricht von Madame Missou: Viele Betroffene haben Ihren persönlichen Weg gefunden, die Häufigkeit und Intensität Ihrer Schmerzattacken deutlich zu reduzieren. Da die Migräne eine vielschichtige Erkrankung ist, die nicht einfach durch die Einnahme von Tabletten bekämpft werden kann, ist die Vorsorge ebenso vielschichtig: Ernährung, Stress, Biorhythmus, Sport und Hormone spielen hier eine wichtige Rolle. Dabei sind die Auslöser der Anfälle – die sogenannten Trigger – sehr individuell: Bei der einen Frau führt der Genuss von Rotwein zu einem Migräneanfall, bei der anderen ist der unregelmäßige Tagesablauf die Wurzel des Übels. In diesem Kapitel hilft Ihnen Madame Missou, die Mechanismen Ihrer

Migräneanfälle zu durchschauen und Ihre eigenen Trigger zu erkennen. Wichtig an dieser Stelle ist es zu erwähnen, dass dieses Kapitel natürlich nur einen ersten Einblick in dieses sehr vielschichtige Themengebiet geben kann und keineswegs einen Arztbesuch oder eine professionelle Behandlung ersetzen kann. Jedoch gibt es den einen oder anderen Tipp, wie Sie z.b. durch eine gezielte Ernährungsumstellung und Tagesstrukturierung das Ausmaß der Schmerzen regulieren und sich wieder in Ihr Leben stürzen können - und dazu die erfreuliche Erkenntnis: Auch Sex kann gegen Migräne helfen!

3.2 Die vielen Gesichter der Migräne

3.2.1 Symptome und Warnsignale

Die Beschwerden von Migräne sind bei jeder Betroffenen individuell ausgeprägt. Allen gemein ist jedoch der plötzliche Kopfschmerz, der oft so stark ist, dass die Patienten/innen für alltägliche Aufgaben und Erledigungen außer Gefecht gesetzt werden. Migräneanfälle treten in Abständen auf, klingen danach wieder ab und zeichnen sich durch einen pulsierenden, meist halbseitigen Schmerz aus. Hinzu kommen weitere Beschwerden wie Übelkeit, Erbrechen, Lichtempfindlichkeit sowie Lärm- und Geruchsempfindlichkeit. Kurzum: Beginnt ein Migräneanfall, gibt es für die Betroffene oft keinen anderen Ausweg, als sich schnell in ein abgedunkeltes, ruhiges Zimmer zurück zu ziehen und auf das Ende der Schmerzen zu warten. Ein Migräneanfall kann dabei nur eine Stunde andauern, sich aber auch über mehrere Tage ausdehnen. Kommen diese Anfälle regelmäßig vor, leidet nicht nur das eigene Gesundheitsempfinden, sondern die gesamte Lebensqualität darunter. Der Beruf, die Partnerschaft, die Kindererziehung und die Freizeit müssen in den Krankheitsphasen in den Hintergrund rücken. Dabei kündigt sich ein Migräneanfall bei vielen Frauen einige Stunden vorher an: Wenn Sie bei sich plötzliche Müdigkeit und häufiges Gähnen, Geräuschempfindlichkeit, Heißhunger oder Verstopfungen feststellen, sollten Sie diese Warnsignale ernst nehmen und sich aus möglichen Stresssituationen hinaus begeben. Es lässt sich dabei zwischen zwei Arten von Vorsymptomen unterscheiden: *Erregende* Vorsymptome umfassen erhöhte Aktivität, Unruhe, Reizbarkeit, aber auch mehr Kreativität und Leistungsfähigkeit. *Hemmende*

Vorsymptome dagegen sind Müdigkeit und geringere Belastbarkeit. Stellen Sie fest, dass sie plötzlich deutlich leistungsfähiger als noch vor kurzem sind oder ständig unter Müdigkeit leiden, können dies Anzeichen für die nächste Migräneattacke sein. Etwa eine bis drei Stunden nach dieser Vorphase beginnt die eigentliche Kopfschmerzphase: in 70 % der Fälle schmerzt es nur halbseitig oder an Stirn, Schläfen und im Bereich um die Augen. Bei körperlicher Belastung nehmen die Beschwerden zu. In Anschluss an die akute Schmerzphase bilden sich die Symptome innerhalb von etwa 24 Stunden zurück und hinterlassen Gefühle der Abgeschlagenheit und Anspannung.

3.2.2 Migräne mit Aura

Jede fünfte Frau muss nicht nur mit den Beschwerden der Migräne an sich kämpfen, sondern leidet unter Migräne mit Aura. Hier sind die Symptome besonders belastend: Ein plötzlicher Verlust des räumlichen Sehens, Kribbelempfindungen im Gesicht, den Armen und Beinen, gestörte Geruchs- und Gleichgewichtsempfindungen sowie Sprachstörungen sind typische Zeichen der Aura. In besonders stark ausgeprägten Fällen kommen Lähmungserscheinungen hinzu, durch die normale Bewegungen unmöglich werden. Wenn Sie also nicht schon die Migräne selbst aus dem Alltag kickt – die Aura tut es mit Sicherheit. Eine gute Nachricht hat Madame Missou jedoch für Sie: Die Aura hinterlässt keine Schädigungen am Hirngewebe und sie ist nicht zwangsläufig mit Kopfschmerzen verbunden. Manchmal treten visuelle Wahrnehmungsstörungen ganz ohne weitere Beschwerden auf und lassen nach etwa einer Stunde wieder nach. Doch manchmal können die Anzeichen der Aura auch ein Vorbote des nächsten Migräneanfalls sein und müssen daher mit Vorsicht behandelt werden. Auch die Symptome der Aura nimmt jede Betroffene unterschiedlich wahr: Manche sehen gewisse Dinge doppelt, andere sehen auf der rechten Gesichtshälfte plötzlich gar nichts mehr oder nehmen Umrisse nur noch verschwommen wahr. Seien Sie in jedem Fall achtsam und vorsichtig und konsultieren Sie im Zweifel lieber Ihren Arzt. Besonders wenn diese Symptome bei Ihnen erstmals auftreten, kann eine Abgrenzung der Symptome vom Schlaganfall oder Herzinfarkt hier für Beruhigung bei Ihnen sorgen.

3.2.3 Abgrenzung zu anderen Kopfschmerzarten

Wenn Sie regelmäßig Migräneanfälle plagen, können Sie die Symptome sicherlich von denen herkömmlicher Kopfschmerzen abgrenzen. Erleben Sie die Migräne jedoch zum ersten Mal oder sind sich unsicher, ob es sich wirklich um einen Migräneanfall handelt, hilft der Vergleich mit anderen Kopfschmerzarten zur Selbstdiagnose. Es gibt nämlich über 165 Kopfschmerzarten, von denen insbesondere drei der Migräne ähneln. Einen noch stärkeren Schmerz lösen Clusterkopfschmerzen aus: Aus dem Englischen übersetzt bedeutet „Cluster" so viel wie „Häufung" und umschreibt eine kurzzeitige Abfolge von schmerzlichen Attacken. Pro Tag können diese bis zu acht Mal vorkommen und dauern jeweils eine halbe bis zu zwei Stunden. Sie sind deutlich heftiger als herkömmliche Migräneanfälle und lassen, sobald sie abgeklungen sind, häufig Monate oder sogar Jahre auf den nächsten Cluster-Anfall warten. Diese bohrenden Kopfschmerzen sind immer einseitig, fühlen sich stechend an und beginnen meist im Schlaf. Bei vielen Betroffenen sind die Pupillen dabei verengt, es hängt das betroffene Augenlied und das Auge sowie das Gesicht sind gerötet. Doch scheint es diese spezielle Kopfschmerzart mit Frauen gut zu meinen - sie betrifft nämlich deutlich häufiger Männer zwischen 30 und 50 Jahren.

Der Spannungskopfschmerz dagegen ist uns allen bekannt: Er ist die häufigste Form der Kopfschmerzen und mit dumpfen, beidseitigen Beschwerden verbunden. Im Gegensatz zu einer Migräne ist der Schmerz weniger ausgeprägt und es kommen keine weiteren Symptome wie Übelkeit oder Wahrnehmungsstörungen hinzu. Falls Sie jedoch häufiger unter Spannungskopfschmerzen leiden und regelmäßig zu Schmerztabletten greifen, gehen Sie das Risiko ein, an der dritten Kopfschmerzart zu erkranken: Medikamentenkopfschmerzen. Hier entsteht ein Teufelskreis aus Kopfschmerzen, überhöhter Medikamenteneinnahme, die wiederum zu Schmerzen führen und weiterer Tablettenzufuhr. Im Falle von Schmerzmittelmissbrauch sind die anschließenden Medikamentenkopfschmerzen zusätzlich mit Nieren- und Leberschäden verbunden sowie mit Magenproblemen. Achten Sie also immer darauf, dass Sie Schmerzmittel entsprechend der Packungsbeilage zu sich nehmen, nicht überdosieren und den Schmerzmittelkonsum nicht zur Gewohnheit werden lassen. Gehen Sie im Zweifelsfall zu einem Arzt, der Ihnen zu einer passenden Therapie raten kann. Wenn Sie die starken Anzeichen des Clusterkopfschmerzes für sich ausschließen können, jedoch einen stärkeren Schmerz als bei Spannungskopfschmerzen verspüren, aber nicht regelmäßig Schmerzmittel zu sich nehmen, kann das nächste Kapitel Ihnen helfen, bei sich selbst Migräne zu diagnostizieren. Die endgültige Diagnose kann aber nur ein Arzt vornehmen.

3.2.4 Selbstdiagnose

Bevor Sie einen Arzt zur Untersuchung Ihrer potentiellen Migräne aufsuchen, können Sie anhand der folgenden Fragen die Symptome genau eingrenzen. Diese Kriterien wurden von der Internationalen Kopfschmerzgesellschaft entwickelt und dienen der Selbsteinschätzung von Migränepatientinnen. Nehmen Sie sich am besten einen Stift und beantworten die folgenden Fragen:

Frageblock 1

- Spüren Sie einen einseitigen Schmerz?
- Fühlt sich dieser Schmerz pulsierend an?
- Würden Sie die Schmerzen als mittelschwer bis schwer einstufen?
- Werden die Beschwerden bei körperlicher Aktivität stärker?

Frageblock 2

- Leiden Sie zusätzlich unter Übelkeit und/ oder Erbrechen?
- Sind Sie licht- und geräuschempfindlich?

Frageblock 3

- Haben Sie bereits mindestens fünf dieser Kopfschmerzattacken erlebt?
- Dauerte eine Attacke zwischen vier und 72 Stunden?

Wenn Sie in Frageblock 1 mindestens zwei Fragen mit „Ja" beantwortet haben, in Frageblock 2 mindestens eine Frage mit „Ja" beantwortet haben und in Frageblock 3 beiden Aussagen zustimmen, sind das relativ eindeutige Anzeichen für eine Migräne. Besonders wenn Sie Ihre Beschwerden zu den herkömmlichen Spannungskopfschmerzen, starken Clusterkopfschmerzen oder Medikamentenkopfschmerzen abgrenzen können, ist das Vorliegen einer Migräne wahrscheinlich.

3.2.5 Diagnose beim Arzt

Eine eindeutige Diagnostizierung der Migräne kann anschließend bei Ihrem Arzt erfolgen. Informieren Sie Ihn ausführlich über die Lokalisation, Häufigkeit und Intensität Ihrer Schmerzen sowie über mögliche Übelkeit, Licht- und Geräuschempfindlichkeit und Wahrnehmungsstörungen. Bereits anhand einer eingehenden Anamnese kann Ihr Arzt auf das Krankheitsbild der Migräne schließen. Um andere Erkrankungen auszuschließen, führen manche Ärzte ein Elektroenzephalogramm (EEG), eine Computertomographie (CT) oder eine Magnetresonanztomographie (MRT) durch. Bei einem EEG werden Ihre Gehirnströme bestimmt, indem Elektroden auf Ihrem Kopf angebracht werden – also eine völlig harmlose Untersuchung. Dadurch können mögliche Unregelmäßigkeiten oder Funktionsstörungen des Gehirns festgestellt werden. Ein CT dagegen jagt Patientinnen mehr Angst ein, obwohl auch diese Untersuchung sehr unkompliziert ist: Dabei werden Sie in den Computertomographen, eine Art Röhre, geschoben, sodass Schichtbilder Ihres Gehirns gemacht werden können. Dadurch werden Tumore oder Schlaganfälle ausgeschlossen. In eine solche Röhre müssen Sie auch für die MRT: Mittels Röntgenstrahlung wird ein Magnetfeld erzeugt, um Gewebe bildlich darzustellen. Auffälligkeiten im Gehirn werden so für den Arzt sichtbar. Ob EEG, CT oder MRT, brauchen Sie aber bei keiner dieser Untersuchungen besorgt zu sein – lediglich die lauten Geräusche in der „Röhre" können irritierend wirken. Ob eine solche Untersuchung in Ihrem Falle notwendig ist, kann der Arzt nach der Anamnese entscheiden. Meist reicht jedoch ein ausführliches Gespräch, um die Symptome der Migräne eindeutig festzumachen.

3.3 Ursachen und Auslöser

3.3.1 Häufige Trigger: Stress und Hormone

Die genauen Ursachen von Migräne sind in der medizinischen Fachwelt immer noch nicht völlig geklärt. Die am häufigsten vertretene These besagt jedoch, dass in Fällen von Migräne das Gleichgewicht des Gehirnstoffwechsels gestört ist. Dabei sind die Botenstoffe Serotonin und Noradrenalin fehlreguliert und damit die Schmerzempfindlichkeit der Blutgefäße verändert. Die Blutgefäße im Gehirn selbst sind bei Migränepatientinnen häufig entzündet und es findet nur eine verminderte Schmerzhemmung statt. Besonders interessant ist, dass die Anzahl der Betroffenen in Industrieländern seit einigen Jahrzehnten stark zunimmt – und damit Umweltfaktoren die Entstehung von Migräne zu begünstigen scheinen. Auch wenn die Ursachen von Migräne noch nicht geklärt sind, wurde durch Studien abgesichert, dass bestimmte Reize – sogenannte Trigger – vermehrt Anfälle auslösen. Die jeweiligen Trigger unterscheiden sich bei jedem Betroffenen, weshalb Madame Missou Ihnen rät, die eigenen Kopfschmerzanfälle und mögliche Auslöser sensibel wahrzunehmen. Bei vielen Frauen spielt der Hormonspiegel eine entscheidende Rolle in der Entstehung eines Anfalls: Besonders in der späten Zyklusphase oder der einnahmefreien Zeit der Pille kommt es vermehrt zu Migränesymptomen. Weitere Trigger sind vor allem Stress und ein unregelmäßiger Biorhythmus. Sie sehen bereits, was besonders wichtig zur Linderung der Migräne ist: **Entspannung, regelmäßige Rituale und ein regelmäßiger Tagesablauf.** Zu wenig oder zu viel Schlaf, plötzlicher Koffeinentzug oder zu wenig Flüssigkeitszufuhr begünstigen den bohrenden Schmerz.

Möglicherweise treten die Symptome der Migräne bei Ihnen meistens an den Wochenenden auf? Dann leiden Sie unter der sogenannten „Wochenend-Migräne", die im Anschluss an eine stressige Woche – also in der Poststressphase – entsteht. Außerdem können starke Wetterschwankungen und Reizüberflutung Auslöser für das Einsetzen der Schmerzen sein.

3.3.2 Die falsche Ernährung: Von Rotwein, Käse und Fast Food

Auch bestimmte Ernährungsgewohnheiten können Schmerzanfälle auslösen: Ein Risikofaktor ist die Unterzuckerung des Körpers. Wenn Sie eine Diät machen, sind sie für Migräneschübe besonders gefährdet, weshalb Sie – auch wenn Sie abnehmen möchten – alle drei bis vier Stunden Nahrung zu sich nehmen sollten. Greifen Sie am besten auf frisches Obst zurück, das ihren Zuckergehalt aufpolstert, aber nicht zu ungeliebten „Polstern" selbst führt. Eine regelmäßige Ernährung spielt eine entscheidende Rolle in der Minderung der Symptome. Weitere nahrungsbedingte Trigger sind Alkohol, insbesondere Rotwein, und Schokolade. Koffein erhöht zwar den Serotoninspiegel, was die Ursachen von Migräne mindert, erhöht jedoch gleichzeitig die Ausscheidung von Magnesium und Noradrenalin. Ein starker Kaffeekonsum kann deshalb in Verbindung mit anderen Auslösern zum Auftreten der Symptome führen. Zusätzlich erhöht das Eiweiß Tyramin den Blutdruck, weshalb Sie seine Aufnahme reduzieren sollten. Es ist vor allem in gereiftem Käse, Zitrusfrüchten und Nüssen enthalten. Auch Zusatzstoffe wie Aromen und Geschmacksverstärker erhöhen das Migränerisiko, deshalb Finger weg von Tütensuppen, Fast Food und Chips – Ihre Linie wird es ihnen ebenfalls danken.

3.4 Prophylaxe und Linderung der Symptome

3.4.1 Akute und prophylaktische Medikamente

Auch wenn Migräne nicht heilbar ist, können Medikamente in akuten Phasen deutliche Linderung verschaffen. Gegen die Kopfschmerzen helfen Paracetamol und Ibuprofen in moderaten Dosen, währen Antiemetika die Übelkeit nehmen. Seien Sie jedoch vorsichtig bei der häufigen Einnahme von Schmerzmitteln: Falls sich Ihr Körper an die Schmerzmittel gewöhnt, stellt sich eine Art Toleranz ein, wodurch sie künftig höhere Dosen zur gewünschten Wirkung benötigen. Schnell wird der Griff zum Schmerzmittel dadurch zur Routine und es stellen sich Medikamentenkopfschmerzen ein. Behandeln Sie Ihre Schmerzen deshalb vorrangig mit Hausmitteln oder homöopathischen Mitteln und setzen Sie auf eine ausführliche Vorsorge.

Zur medikamentösen Prophylaxe werden zunehmend Betablocker eingesetzt: Durch die Hemmung von Beta-Adrenorezeptoren wird die Ausschüttung des Hormons Adrenalin reduziert, wodurch insbesondere Patientinnen mit Bluthochdruck weniger Migräneanfälle erleiden. Die Häufigkeit der Schmerzattacken kann auch durch Antiepileptika gesenkt werden: Eine Studie aus dem Jahr 2002 belegt, dass bei einer Einnahme des Antiepileptikums „Topiramat" die Häufigkeit der Migräneanfälle von 5,4 monatlich auf durchschnittlich 3,3 reduziert werden konnte. Im Gegensatz zu anderen Antiepileptika bleibt hier auch der unerwünschte Nebeneffekt der Gewichtszunahme aus – stattdessen verringert sich das Körpergewicht bei längerer Einnahme um knapp 4 %.

Auch Antidepressiva zeigen prophylaktische Wirkung für Migräne-Patientinnen. Das Antidepressivum „Amitriptylin" wirkt bei Patientinnen, die unter hemmenden Symptomen leiden. Wer dagegen unter eine menstruellen Migräne leidet, die zu einer bestimmten Zeit des Zyklus auftritt, kann mit seinem Arzt über die Einnahme von Naproxen sprechen. Falls Sie vorwiegend in der einnahmefreien Zeit der Pille unter Schmerzattacken leiden, haben Studien gezeigt, dass eine Hormonsubstitution diese Anfälle vorbeugen kann. Möglicherweise können Sie auch über eine längere Zeit die Pille ohne Einnahmepause einnehmen, sodass es nicht zu einem Hormonabfall kommt und die Migräneanfälle daher ausbleiben. Doch wie bei jedem Gesundheitsthema gilt auch hier: Sprechen Sie mit Ihrem Arzt über Ihre individuelle Situation und schlagen Sie mögliche Therapien vor. Ob bei Ihnen Betablocker, Antiepileptika, Antidepressiva, Naproxen oder Hormonsubstitution die wirksamste Methode ist, wird sich in einem Gespräch mit dem Arzt schnell klären. Möglicherweise leiden Sie auch unter erhöhtem Blutdruck und können diesen behandeln lassen, um der Migräne entgegen zu wirken. Auch Akupunktur hat bereits vielen Frauen und Männern geholfen, Ihre Lebensqualität wieder zu steigern und der Migräne den Kampf anzusagen. Da Migräne jedoch eine vielschichtige und auch psychisch bedingte Krankheit ist, gilt es vor allem, die Prophylaxe zu stärken und jeden Anfall so früh wie möglich zu erkennen.

Während der Schwangerschaft müssen Sie besonders vorsichtig sein: Leider können Migräneanfälle während der Schwangerschaft die Gesundheit des ungeborenen Babys gefährden – in dieser Zeit sollten Sie also sehr sensibel mit

Ihrer Erkrankung umgehen. Paracetamol kann meist in jeder Phase der Schwangerschaft eingenommen werden, um die akuten Schmerzen einzudämmen und dadurch auch die Stresseinwirkung auf das Kind zu reduzieren. Halten Sie sich als werdende Mutter vor allem an Entspannungsübungen, Akupunktur und die folgenden Hausmittel, die Ihre Beschwerden mild und nachhaltig lindern. Sprechen Sie in jedem Falle mit Ihrem Arzt, um mögliche schädigende Nebenwirkungen von Medikamenten für das Kind auszuschließen.

3.4.2 Hausmittel zur Vorbeugung

Die erste Reaktion auf einen Migräneschub sollte auf jeden
Fall sein, das Zimmer abzudunkeln, sich Ruhe zu gönnen und
die Umwelt möglichst von sich fern zu halten. Nehmen Sie
Abstand von der Hektik und Lautstärke des Tages und suchen
Sie sich Ihre persönliche Ruheinsel. Bereits dadurch werden
die Schmerzen abgemildert. Hausmittel sind außerdem
kühlende Tücher, die auf der Stirn aufgelegt bereits wahre
Wunder vollbringen können. Viele Patientinnen berichten
zudem über die angenehme Wirkung von verdünntem
Pfefferminzöl, das auf die Schläfen aufgetragen den
pulsierenden Schmerz lindert. Madame Missou rät Ihnen,
unterschiedliche Hausmittel und Methoden selbst auszutesten,
um festzustellen, was bei Ihnen persönlich am besten
anschlägt:

- Sobald sich die ersten Anzeichen der Kopfschmerzen
  bemerkbar machen, trinken Sie möglichst viel Wasser.
  Dadurch werden Durchblutung und Stoffwechsel
  unterstützt und die Schmerzattacke abgemildert.
- Mischen Sie sich einen Ingwer-Drink: Dazu reiben Sie ein
  Stück der Ingwerwurzel klein und vermischen es mit
  Fruchtsaft. Trinken Sie diese Mischung jeden Morgen zum
  Frühstück.
- Eine vorbeugende Wirkung hat auch Essig: Verdünnen Sie
  dazu 2 Esslöffel Apfelessig mit Wasser und „genießen" ihn
  täglich – auch wenn der Geschmack zu wünschen übrig
  lässt.
- Bereits im alten Ägypten setzte sich der Ruf der Vanille
  durch, selbst bei stärksten Kopfschmerzen Linderung zu
  verschaffen. Auch der Migräne-Schmerz kann durch die

Wunderschote reduziert werden: Der natürliche Extrakt der Vanille wirkt nicht nur schmerzlindernd, sondern auch antiseptisch und wirkt befreiend auf verstopfte Gefäße.

- Magnesiummangel begünstigt die Entstehung von Migräneanfällen. Lassen Sie diesen Mangel gegebenenfalls bei einem Arzt untersuchen und greifen Sie zu Magnesiumtabletten.

- Machen Sie es sich mit einer Mineralerde-Packung gemütlich: Die enthaltenen Essenzen kühlen und entgiften den Körper. Idealerweise legen Sie sich eine Packung auf die Stirn und entspannen sich mindestens eine Stunde auf dem Sofa.

- Machen Sie Wechselduschen: Stellen Sie hierfür das Wasser zuerst 5 Minuten heiß und anschließend 5 Minuten kalt. Nach etwa 20 Minuten, während denen Sie Entspannungsübungen nachgehen können, macht sich Entspannung in Ihrem Körper breit.

- Weitere Kräuter und Zutaten sollten Sie vermehrt in Ihren Speiseplan aufnehmen: frisch gepressten Traubensaft, Fenchel, Kamille, Chili, Cayennepfeffer oder Thymian – all diese Substanzen helfen bei Migräne-Kopfschmerz. Ob als Zutat selbst oder als Tee aufgebrüht können sie Wunder wirken.

3.4.3 Das A und O: Entspannung und ein regelmäßiger Biorhythmus

Dass die Anzahl an Migränepatienten/innen in den Industrieländern ständig steigt, liegt nicht zuletzt an der Beschleunigung unseres Alltags. Wenn um sechs Uhr der Wecker klingelt, die Kinder versorgt werden wollen, der Partner wieder zu kurz kommt, die Arbeit ruft, das Meeting wartet, das Mittagessen ausfällt, die kleine Tochter krank wird und das Abendessen anbrennt – können uns auch schon mal die Sicherungen durchbrennen. Der Zusammenhang zwischen Hektik, Stress und Migräne ist dabei eindeutig nachgewiesen. Deshalb genügt der Griff zur Schmerztablette leider nur im akuten Fall, kann aber nicht vor künftigen Attacken bewahren. Die wichtigste Grundregel im Umgang mit der Migräne lautet daher: Leben Sie bewusst, ausgewogen und achten Sie auch auf sich selbst, nicht nur auf andere. Sorgen Sie daher für eine gleichgewichtige Work-Life-Balance: Achten Sie auf einen geregelten Biorhythmus, in dem Sie Ihre Tag- und Nachtaktivität auch am Wochenende beibehalten. Frühstücken Sie etwa zur selben Zeit und gehen Sie zur gleichen Zeit zu Bett. Unregelmäßigkeit ist eine willkommene Einladung für die nächste Migräne. Nehmen Sie Ihre Tagesstruktur selbst in die Hand und lassen Sie sich nicht mit Aufgaben überhäufen, weder privat noch beruflich. Machen Sie sich daher am besten einen Stundenplan für den Alltag: Diese einfache Stütze kann Ihnen helfen, gezielte Pausen von Ihren Verpflichtungen zu nehmen und Abstand zu gewinnen. Halten Sie schriftlich fest, wann Sie eine Pause zum Teetrinken einlegen, wann Sie Zeit für ein gutes Buch haben und wann der Hund wieder Gassi muss. Lassen Sie in Ihrem Stundenplan aber auch Pufferzeit für Spontanes frei: Zeitdruck verursacht wiederum Stress, weshalb einige Stunden am Tag nicht verplant werden sollten. Dabei müssen Sie sich von den unwichtigen Stressauslösern im Leben distanzieren: Auch wenn der Kollege zum X-ten Mal den gleichen Fehler gemacht hat oder der Computer nicht so möchte, wie Sie möchten – üben Sie sich in Gelassenheit. Alles, was das Nervensystem überstrapaziert, ist die Grundlage für den nächsten Kopfschmerz – nehmen Sie der Migräne also den Nährboden.

Wer sich gerne Unterstützung im Umgang mit Migräne und in der Umstrukturierung des Alltags holen möchte, kann eine der zahlreichen Selbsthilfegruppen für Migränepatienten aufsuchen: Hier werden Erfahrungen ausgetauscht, Ratschläge gegeben und gemeinsam nach Triggern gesucht. Sie erhalten dadurch auch Zugang zu neuen Forschungsergebnissen, die die Wirksamkeit von Medikamenten oder anderen Behandlungsmethoden thematisieren. Vor allem erhalten Sie das Gefühl, mit Ihrem Leiden nicht allein zu sein – alleine das ist im Punkto Gelassenheit Gold wert!

Ein guter Ratschlag zuletzt sollte unbedingt beherzigt werden: Holen Sie sich Unterstützung in Ihrem privaten Umkreis. Damit meint Madame Missou jetzt keinen Arzt, sondern Ihre Lieben. Wenn Sie merken, dass Ihnen 24 Stunden des Tages nicht für die Erledigung all Ihrer Verpflichtungen ausreichen, sprechen Sie mit Ihrem Partner, Freundinnen, Eltern oder Verwandten. Sicher kann Oma an einem Tag der Woche auf die Kleinen aufpassen, Ihr Partner übernimmt den Wocheneinkauf oder Ihre beste Freundin hilft Ihnen bei der Steuererklärung. Auch heutzutage ist Frauen oft nicht bewusst, dass sie im Schnitt mehr Aufgaben erledigen als Männer: Wenn Wäsche waschen, Einkaufen, Kochen, Kindererziehung,

Alltagsmanagement und zusätzlich noch die Erwerbsarbeit zu Ihren Aufgabengebieten gehören – dann teilen Sie diese gerecht mit Ihrem Partner auf! Diese Entlastung werden Ihnen Ihr Körper und Ihre Migräne danken.

3.4.4 Ernährung und Bewegung

Da die falsche Ernährung wie Alkohol, Kaffee oder zu viel Süßes zu den Auslösern von Schmerzschüben gehört, spielt die richtige Ernährung eine ebenso wichtige Rolle in der Bekämpfung der Symptome. Vermeiden Sie ein Auf und Ab Ihres Blutzuckerspiegels und nehmen Sie alle paar Stunden kleine Zwischenmahlzeiten zu sich. Am besten beginnen Sie den Tag mit einem ausgewogenen und kohlehydratreichen Frühstück: Über Nacht werden die Kohlehydratspeicher unserer Nervenzellen unterversorgt, weshalb wir sie am Morgen wieder aufbauen sollten. Vollkornkost und Müsli machen Sie fit für den Tag und wirken Migräneanfällen prophylaktisch vor. Im Allgemeinen reduzieren Kohlehydrate die Häufigkeit der Schmerzattacken: Setzen Sie daher vermehrt auf Brot, Reis, Kartoffeln und Pasta. Richten Sie Ihre Essenszeiten immer zu gleichen Zeit ein, damit sich Ihr Körper auf die neue Tagesstruktur einstellen kann.

Auch eine regelmäßige Bewegung bekämpft die Migräne – jedoch keine stressigen Extremsportarten wie Bungee-Jumping! Gleichmäßige Sportarten, bei denen Geist und Körper entspannen können, beugen neuen Schmerzen vor: Gehen Sie einmal die Woche schwimmen, joggen oder Rad fahren und schalten Sie dabei ab. Üben Sie sich außerdem im Entspannen: Sich wirklich entspannen zu können, ist heutzutage schwieriger, als man annehmen möchte. Madame Missou weiß: Wenn das Handy klingelt oder das Baby schreit, ist der Entspannungsmoment schnell verflogen. Planen Sie daher Zeiten für sich alleine ein, in denen das Handy ausgeschaltet ist und Sie sich völlig auf sich konzentrieren können. Nutzen Sie diese Zeit für Entspannungsport wie Yoga oder autogenes Training, um wieder ins Gleichgewicht zu kommen.

3.4.5 Progressive Muskelentspannung und autogenes Training

Im Kampf gegen die Migräne hat sich die progressive Muskelentspannung als effektive Waffe bereits durchgesetzt. In 75 % der Fälle führt das regelmäßige Training zu einer Linderung der Symptome und erhöht außerdem das allgemeine Wohlgefühl im Körper. Madame Missou rät, sich einem Volkshochschulkurs zur progressiven Muskelentspannung anzuschließen oder sich in die einschlägigen Ratgeber einzulesen. Bei der Methode der Muskelentspannung geht es darum, durch bewusstes An- und Entspannen einzelne Muskelpartien den Körper tief zu entspannen. Dadurch zeigen sich positive Auswirkungen auf den Blutdruck und die Herzfrequenz – zwei essentielle Faktoren in der Entstehung von Migräneanfällen.

Eine Trainingseinheit der progressiven Entspannung läuft in etwa nach diesem Schema ab: Schließen Sie die Augen und beginnen Sie damit, die rechte Hand zu einer Faust zu ballen und angespannt zu lassen. Nehmen Sie Ihre Muskelbewegung bewusst wahr, atmen Sie ein und schließlich aus, während Sie den Muskel wieder locker lassen. Anschließend spannen Sie Ihren linken Bizeps an, atmen ein und achten auf Ihren Körper. Beim erneuten Ausatmen lassen Sie wieder locker. Bei einem Training der progressiven Muskelentspannung arbeiten Sie sich so durch Ihren gesamten Körper über den Bauch, die Beine bis zu den Füßen, räkeln sich am Schluss und öffnen die Augen. Anschließend fühlen Sie sich tiefenentspannt und im Gleichgewicht. Bereits zwanzig Minuten der Muskelentspannung täglich können zur deutlichen Besserung der Migränesymptome führen. Die

Muskelentspannung sollte deshalb fester Bestandteil Ihres Tagesablaufes werden, um Stress abzubauen und den gesamten Organismus zu entspannen.

Ergänzend dazu hilft auch autogenes Training bei Migräne: Durch diese Entspannungsmethode versetzen Sie sich selbst in einen Zustand tieferer Wahrnehmung, ähnlich einer Hypnose. Bei regelmäßigem Training lernen Sie, Alltagsprobleme und Sorgen beiseite zu schieben und gelassen zu werden. Da das autogene Training vielschichtig und komplex ist, rät Madame Missou, sich einer entsprechenden Übungsgruppe anzuschließen. Bei der progressiven Muskelentspannung wie bei dem autogenen Training ist es von zentraler Bedeutung, gegenüber dem eigenen Körper sensibel zu sein und Veränderungen und Warnsignale bewusst wahrzunehmen – stressbedingte Migräne hat dann keine Chance mehr.

3.4.6 Biofeedback

Neben der progressiven Muskelentspannung, autogenem Training und Akupunktur wurde auch bei der Methode des Biofeedback die Wirksamkeit für Migränepatienten nachgewiesen. Dabei ist der Grundgedanke folgender: Ständig laufen in unserem Körper Vorgänge und Reaktionen ab, die wir nicht bewusst bemerken. Dass sich der nächste Migräneanfall anbahnt oder zu viel Stress auf uns einwirkt, entzieht sich manchmal einfach unserer Wahrnehmung. Durch Biofeedback werden zuerst diese körperinneren Regulationsmechanismen wie Puls und Hirnströme gemessen, um sie der Patientin anschließend bewusst zugänglich zu machen: Sie werden sensibilisiert für alles, was in Ihrem Körper passiert. Im Fall von Migräne wird der Patientin ein Messgerät an der Schläfenarterie angebracht, das Puls, Blutdruck und Atmung misst. Diese Vorgänge werden auf einem Bildschirm vor der Patientin dargestellt, sodass sie ihre körperinneren Werte selbst beobachten kann. Dadurch wird für sie deutlich, welche Auswirkung beispielsweise positive oder negative Erinnerungen auf ihren Körper haben. Wenn Sie die Methode des Biofeedback anwenden, lernen Sie Ihren Körper besser kennen, bemerken Angespanntheit schneller und nehmen Änderungen in Puls oder Atmung bewusst wahr. Analysen haben nachgewiesen, dass durch Bio-Feedback die Anzahl der Migräneanfälle um bis zu 45 % reduziert werden kann. Sprechen Sie also mit Ihrem Arzt über diese sanfte und wirkungsvolle Methode!

3.4.7 Sextherapie

Ja, Sie lesen richtig: Sex kann gegen Migräne helfen! Die traditionelle Ausrede „Jetzt nicht, Schatz" gilt also nicht mehr. Selbstverständlich möchten Sie während einer schwerwiegenden akuten Phase sicher keinen Matratzensport ausüben – in der Vorphase kann sich ein kleines Stelldichein mit dem Partner jedoch äußerst positiv auf den Erkrankungsverlauf auswirken: Eine neurologische Untersuchung hat gezeigt, dass Sex während eines Migräneanfalls die Intensität der Schmerzen in 60 % der Fälle senken kann. Jedoch sollten Sie dabei auf Ihren eigenen Körper hören nicht das Kamasutra durcharbeiten, sondern sich auf Blümchensex beschränken – zu große körperliche Anstrengung verschlimmert den Schmerz.

3.4.8 Ernährungs- und Schmerztagebuch

Sie essen regelmäßig, machen Ausdauersport, achten auf Ihr inneres Gleichgewicht, vermeiden Stress und trotzdem bahnt sich ein neuer Migräneanfall an? Dann wartet eine letzte Aufgabe auf Sie: Erkennen Sie Ihre eigenen Trigger, die bei Ihnen ganz individuell die Attacken auslösen. Wenn Sie nur nebenbei über mögliche Auslöser nachdenken, vergessen Sie schnell die entscheidenden Risikofaktoren. Im Umgang mit Migräne hat sich daher für viele Patientinnen durchgesetzt, ein Migräne-Tagebuch zu führen: Halten Sie dort Ihren Tagesablauf fest, indem Sie kurz Ihre Aktivitäten, Aufgaben und Ihren Speiseplan notieren. Nach einem Migräneanfall sollten Sie detailliert wiedergeben, was Sie vorher getan haben: Welche Vorkommnisse gab es in den letzten Tagen? Haben Sie sich gestresst oder belastet gefühlt? Gab es eine Veränderung in Ihrem Leben? Haben Sie Sorgen, die Sie zunehmend beschäftigen? Haben Sie etwas Außergewöhnliches gegessen oder getrunken? Sobald Sie mehrere Einträge in Ihrem Tagebuch verfasst und Ihre Schmerzattacken reflektiert haben, sollte ein Muster Ihres Krankheitsverlaufes deutlich werden. Jeder Migräneanfall hat spezifische Auslöser und meistens ist eine Frau für einen bestimmten Trigger besonders anfällig. Bei Ihrem nächsten Arztbesuch kann das Migräne-Tagebuch als ausführliche Informationsquelle fungieren, durch die Ihr Arzt mögliche Risikofaktoren feststellt.

3.5 Fazit: In der Ruhe liegt die Kraft

Hektik, Stress, Arbeit, Kinder, Partner, Haushalt – manchmal wird es uns einfach zu viel. Gerade Frauen, die im Schnitt immer noch deutlich mehr „Alltagsmanagement" als Männer übernehmen, reagieren auf einen unregelmäßigen und überlasteten Tagesablauf oft körperlich. Eine Folge davon kann die Migräne sein. Doch auch der Hormonspiegel, unregelmäßige Ernährung, fehlende Bewegung oder die falschen Nahrungsmittel ebnen den Weg für den nächsten Migräneanfall. Dieser Ratgeber soll Ihnen verständlich gemacht haben, dass vor allem Regelmäßigkeit im Leben, das bewusste Wahrnehmen möglicher Trigger und genügend Zeit für Entspannung wichtige Grundlagen zur Linderung der Krankheit sind. Hier noch einmal die wichtigsten Methoden im Überblick:

- Meiden Sie Alkohol und Nikotin
- Nehmen Sie vermehrt Vollkornprodukte und Kohlenhydrate zu sich – vor allem am Morgen
- Ernähren Sie sich regelmäßig und möglichst zur selben Zeit
- Stabilisieren Sie Ihren Biorhythmus und stehen zur gleichen Zeit auf und gehen zu Bett – so kann auch die „Wochenendmigräne" vermieden werden
- Reduzieren Sie Ihren Stress und delegieren Sie Alltagsaufgaben an Ihren Partner, Freundinnen oder Verwandte
- Legen Sie sich einen Stundenplan für den Alltag zu, in dem Sie gezielte Pausen festhalten
- Probieren Sie unterschiedliche Hausmittel wie Pfefferminze, Mineralerde-Packungen oder Ingwer aus

- Greifen Sie in akuten Phasen auf Ibuprofen oder Paracetamol zurück
- Sprechen Sie die Einnahme von Medikamenten immer mit Ihrem Arzt ab und fragen Sie ihn nach der Wirkung von Betablockern, Antiepileptika oder Naproxen
- Probieren Sie Akupunktur, die progressive Muskelentspannung, autogenes Training und Biofeedback aus
- Machen Sie Ausdauersport und Entspannungsübungen
- Bleiben Sie in Krisensituationen gelassen – und bekämpfen Sie leichte Kopfschmerzen durch zweisame Stunden mit dem Partner
- Führen Sie ein Ernährungs- und Schmerztagebuch
- Finden Sie Ihre persönlichen Trigger, die bei Ihnen Migräneanfälle auslösen und vermieden werden sollten

Wenn Sie zum Start einige dieser Ratschläge beherzigen und dadurch Ihren Körper und Ihren individuellen Krankheitsverlauf besser kennen lernen, ist der Umgang mit der Migräne für Sie um ein Vielfaches leichter. Sobald Sie Ihre Trigger und entsprechende Bekämpfungsmethoden gefunden haben, können Sie ein paar Aspekte Ihres Lebens auf die Erkrankung einstellen und so die Häufigkeit und Intensität der Anfälle deutlich reduzieren.

Natürlich kann ein kleiner Ratgeber wie dieser nicht alles Wissen über das große Themengebiet der Migräne vermitteln. Gleiches gilt für die beiden vorhergehenden Kapitel. Als erster Einstieg mit hilfreichen Tipps zur Vorbeugung und Linderung war das Büchlein für Sie aber hoffentlich eine wertvolle Einführung in dieses schwierige und unangenehme Thema.

Im Zweifel ist es immer ratsam, den Arzt des Vertrauens zu konsultieren. Außerdem kann es sinnvoll sein, sich zu einzelnen Aspekten dieses Buches weiterführende Fachliteratur zuzulegen. Welche Themen Sie im Detail interessieren, haben Sie beim Lesen dieses Ratgebers womöglich entdeckt.

Damit wären wir am Ende des Buches angelangt. Ich hoffe, dass Sie in den versprochenen ca. 120 Minuten das Eine oder Andere Neue über Blasenentzündung, Scheidenpilz, Menstruationsbeschwerden, PMS, Migräne, Aura und Co. erfahren haben und wünsche Ihnen das Allerbeste im Kampf gegen die kleinen und großen Beschwerden und stets beste Gesundheit!

*Ihre Madame Missou (die dankbar für ihre **Buchbesprechung auf Amazon & Co.** ist)*

4. Anhang, Rechtliches und Impressum

Wie hat Ihnen dieses Buch gefallen?

„Nicht gemeckert ist genug gelobt!" - dieses kleine Sprichwort kennen die meisten von uns nur allzu gut (aus der Schule, Familie, Firma…). Doch gerade ein kleines Lob kostet den „Sender" nicht viel und spendet dem „Empfänger" unendlich viel Energie! Wenn Ihnen also mein kleiner Ratgeber gefallen und geholfen hat, freue ich mich riesig auf Ihre Bewertung in den Rezensionen bei Amazon. Natürlich ist hier nicht nur positives sondern auch negatives Feedback willkommen (positives aber besonders gerne). Beides hilft mir weiter, dieses Buch kontinuierlich zu verbessern und – dank Ihren Anregungen – zu erweitern. Also geben Sie sich einen Ruck und schenken Sie mir nun noch 1-2 Minuten Ihrer Zeit für ein Feedback zum Buch auf Amazon.de – **ich danke Ihnen vielmals!**

Über die Autorin Madame Missou

Madame Missou – 1960 in Bamako (Mali) als Tochter des französischen Botschafters und einer argentinischen Botanikerin geboren – hat Kultur und Kunstgeschichte an der Université Paris-Sorbonne studiert. Im Alter von 25 Jahren zog es Sie in die neue Welt. In New York eröffnete Sie die Galerie *„Madame Missou`s Best World Arts"* und spielte in diversen Musicals Haupt- und Nebenrollen. Anfang der 90er Jahre verkaufte Sie ihre Galerie und verlagerte ihren Lebensmittelpunkt nach Europa. Zunächst lebte sie für einige Jahre in Lissabon, Kopenhagen, Moskau und London bis sie sich 1999 entscheid dauerhaft nach Berlin zu ziehen. Hier lebt

Sie mit Ihrer Familie seit nunmehr fast 15 Jahren glücklich in Ruhe und führt ein erfolgreiches Leben als Schriftstellerin, Lebenstrainerin, Beraterin und Künstlerin. Es sind bereits zahlreiche Bestseller-Ratgeber von ihr, vornehmlich zu typischen Frauenthemen, erschienen. Darunter auch das kleine Buch, was Sie nun in den Händen halten.

Wenn Sie mehr von Madame Missou wissen wollen, informieren Sie sich doch z.B. auch auf der Website www.MadameMissou.de oder auf Facebook: www.facebook.com/MadameMissou

Rechtliches und Impressum

Wir sind bemüht alle Angaben und Informationen in diesen Buch korrekt und aktuell zu halten. Trotzdem können Fehler und Unklarheiten leider nie vollkommen ausgeschlossen werden. Daher übernehmen wir keine Gewähr für die Richtigkeit, Aktualität, Qualität und Vollständigkeit der vorliegenden Unterlagen. Für Schäden, die durch die (Nicht-) Nutzung der bereitgestellten Informationen mittel- oder unmittelbar entstehen, haften wir nicht, so lange uns nicht grob fahrlässiges oder vorsätzliches Verschulden nachgewiesen werden kann. Für Hinweise auf Fehler oder Unklarheiten an info@madamemissou.de sind wir Ihnen dankbar.

Mögliche Ähnlichkeiten oder Verwechslungen von fiktiven Charakteren in diesem Buch mit realen Personen sind unbeabsichtigt und ohne realen Bezug.

Alle Texte und Bilder dieses Buches sind urheberrechtlich geschütztes Material und ohne explizite Erlaubnis des

Urhebers, Rechteinhabers und Herausgebers für Dritte nicht nutzbar.

Alle etwaigen, in diesem Buch genannten Markennamen und Warenzeichen sind Eigentum der Rechtmäßigen Eigentümer. Sie dienen hier nur zur Beschreibung der jeweiligen Firmen, Produkte bzw. Dienstleistungen.

Der Inhalt dieses Buches wurde nicht von einem Facharzt oder Apotheker erstellt aber mit größter Sorgfalt, nach bestem Wissen und Gewissen. Für die Richtigkeit und Vollständigkeit kann gleichwohl keine Gewähr übernommen werden. Aus diesem Grund ist jegliche Haftung für eventuelle gesundheitliche Schäden im Zusammenhang mit der Nutzung dieses Buches ausgeschlossen. Die Informationen dürfen auf keinen Fall als Ersatz für professionelle Beratung und/oder Behandlung durch ausgebildete und anerkannte Ärzte angesehen werden. Der Inhalt dieses Buchs kann und darf nicht verwendet werden, um eigenständig Diagnosen zu stellen oder Behandlungen anzufangen. Konsultieren Sie im Zweifel immer einen Facharzt bei medizinischen und/oder gesundheitlichen Fragen!

Madame Missou wird vertreten durch die

Maracuja GmbH
Laerheider Weg 13
47669 Wachtendonk
info@madamemissou.de
Coverdesign by Claudia Braun, extenso.de
Copyright Coverbild: Francesca Schellhaas, photocase.com